Physikalische Behandlung
der chronischen Herzkrankheiten

Physikalische Behandlung der chronischen Herzkrankheiten

Von

Professor Dr. Th. Schott

Nauheim

Mit 42 Textfiguren und 11 Tafeln

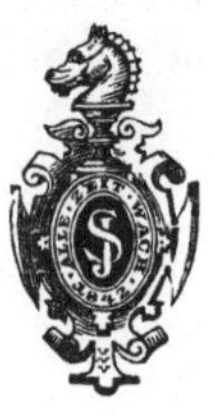

Springer-Verlag Berlin Heidelberg GmbH

ISBN 978-3-642-52525-4 ISBN 978-3-642-52579-7 (eBook)
DOI 10.1007/978-3-642-52579-7

Ursprünglich erschienen bei Julius springer in Berlin 1916
Softcover reprint of the hardcover 1st edition 1916

Vorrede.

Schon seit mehreren Jahren wurde mir sowohl von deutschen Kollegen wie auch von ausländischen Ärzten, mit welchen ich entweder persönlich oder durch ihre Patienten in Beziehung stehe, der Wunsch ausgesprochen, daß ich meine Erfahrungen bei der Behandlung chronischer Herzkrankheiten in ihren verschiedenen Formen kurz zusammenfasse. Diesem Wunsch nachkommend, gebe ich denn hier eine Mitteilung über den Gang der Behandlung sowie einige hierhergehörige klinische Beobachtungen. Die medikamentöse Therapie habe ich nur einer kurzen Betrachtung unterzogen, dagegen eingehender die von meinem verstorbenen Bruder August Schott und mir eingeführte Methode einer **balneologisch-gymnastischen** Behandlung der chronischen Herzkrankheiten geschildert. Die allgemeinen Grundsätze der Bademethodik sowie die Regeln, nach denen die hier in Betracht kommenden Übungen angewendet werden, sind übrigens früher schon mehrfach von uns kurz beschrieben worden. Da der Wunsch ausgesprochen wurde, die Ausführung der Übungen im einzelnen zum Zwecke eines rascheren Überblickes durch Abbildungen veranschaulicht zu sehen, so finden sich eine Reihe von Illustrationen am Ende des Buches.

Vor zwei Jahren wurden in Nauheim eine Anzahl Blutdruckuntersuchungen an Gesunden und Herzleidenden sowie Experimente mit dem Plethysmographen und dem Frankschen Spiegelsphygmographen ausgeführt, um auch mit diesen neueren Untersuchungsmethoden das Verhalten von Herz und Gefäßsystem unter der Einwirkung der natürlichen, kohlensäurehaltigen Thermalsolbäder sowie der Widerstandsgymnastik festzustellen. Die Ergebnisse dieser Untersuchungen konnte ich hier zufügen.

Ich habe nur wenige klinische Beobachtungen anderer wiedergegeben, mich vielmehr darauf beschränkt, die Namen einer Anzahl von Autoren zu nennen, die in deutscher, teilweise auch in englischer Sprache über die hier in Betracht kommenden Fragen ihre Erfahrungen veröffentlicht haben.

Diese Arbeit war vor Ausbruch des Krieges im Juli 1914 fertiggestellt und dem Druck bereits übergeben. Aus diesem Grunde konnten Erfahrungen über Herzaffektionen, die ich als fachärztlicher Beirat für die Herzleidenden in den Reservelazaretten des 18. Armeekorpsbezirks gesammelt habe oder auch solche, die von anderen Autoren während dieser Zeit mitgeteilt wurden, hier noch nicht in Betracht gezogen werden.

Nauheim, im Januar 1916.

Professor Dr. **Th. Schott.**

Inhalt.

Einleitung.

Es dürfte wohl zweckmäßig sein, der Besprechung der Therapie chronischer Herzkrankheiten eine kurze Betrachtung vorausgehen zu lassen über den heutigen Stand der Forschungen auf dem Gebiete der Anatomie und Physiologie des Herzens. Gerade die letzten Dezennien haben hier eine starke Wandlung der Anschauungen gebracht. Während man in vergangener Zeit den Nerveneinflüssen auf die Bewegung des Herzens die größere Rolle zuwies, kam am Ende des verflossenen Jahrhunderts eine Zeit, da man die ganze Tätigkeit des Herzens, sowohl die Druck- wie die Saugwirkung desselben, als eine rein muskuläre auffaßte und die Automatie des Herzens lediglich der myogenen Tätigkeit zuschrieb. Es waren besonders die entwicklungsgeschichtlichen Entdeckungen von His und seinen Schülern, welche zu dieser Anschauung geführt hatten. His fand, daß der Herzschlauch beim Hühnerembryo schon Bewegungen zeigte, ehe man noch Nervenelemente darin entdecken konnte. Auch in einem späteren Stadium der Entwicklung fanden sich nur sensibele Nerven, welche vom Sympathikus aus in die Muskulatur hineinwuchsen. Motorische Nervenfasern konnte man damals in diesem Entwicklungsstadium nicht finden. Auch die Ganglien des Herzens hielt man für rein sensibeler Natur. Mit der rein myogenen Theorie deckten sich die Untersuchungen von Keith, welcher nahe der Einmündungsstelle der unteren Hohlvene im rechten Vorhof Muskelzellen fand. Diese Auffassung wurde noch weiter unterstützt durch die Entdeckung des Hisschen Bündels und des Tawaraschen Knotens. So war der lückenlose Zusammenhang zwischen Vorhöfen und Ventrikeln bewiesen, und damit fiel ein Haupteinwand, den die Vertreter der neurogenen Theorie bis dahin gemacht hatten.

In den letzten Jahren zeigen denn auch die elektrokardiographischen Untersuchungen, daß bei dem normalen Herzen eine fortschreitende Bewegung von der Eintrittsstelle der Vena cava inferior an durch das ganze Herz, Vorhöfe und Kammern besteht. Mit der rein muskulären Theorie lassen sich jedoch nicht alle Vorgänge am Herzen erklären, so z. B. läßt sich durch diese Theorie die Frage nach der Wirkung psychischer Einflüsse gewiß nicht lösen. Ungelöst blieben auch noch manche andere Fragen, z. B. die des Einflusses der extrakardialen Nerven wie die des Nervus vagus und des Nervus recurrens aufs Herz, und so stellten sich bald Zweifel an der Richtigkeit dieser rein myogenen Theorie ein. Auch die Entdeckung von Kronecker, die der Hisschen vorausgegangen war, spricht dagegen. Kronecker hatte bekanntlich gefunden, daß eine Läsion an einer bestimmten Stelle im oberen Drittel der Ventrikelscheidewand sofortigen Herzstillstand bewirkt. Er selbst erblickte in dieser Stelle — dem Koordinationszentrum, wie er sie nannte — bereits ein Zusammenlaufen von Nervenelementen, welche die Herztätigkeit beherrschen. Man versuchte zwar, auch dieser Erscheinung eine Erklärung auf rein muskulärer Basis zu geben, sah aber die Unzulänglichkeit dieser Erklärung bald ein. Ein wichtiges Hilfsmittel zur Entscheidung dieser Frage bot die Vervollkommnung der mikroskopischen Untersuchungstechnik; sie hat es in der jüngsten Zeit möglich gemacht, innerhalb der Muskelfibrillen feinste Nervenendigungen nachzuweisen, so daß hiermit die alte Lehre von dem Einfluß motorischer Nerven auf die Herztätigkeit wiederhergestellt ist. Auch eine Anzahl experimenteller Untersuchungen, so zum Beispiel solche über Einwirkung bestimmter Salze, sprechen für die neurogene Theorie. Daneben kommt die muskuläre Automatiee des Herzens selbstverständlich auch wesentlich mit in Betracht.

Während man über die Größe und Formveränderungen des Herzens früher nur auf die Sektionsergebnisse des leichenstarren Muskels oder auf die Schalldifferenzen bei der Perkussion des Herzens angewiesen war, verfügt man heute — neben der Vervollkommnung der Auskultation und Perkussion — über eine Reihe neuerer Untersuchungsmethoden, auf welche gleich näher eingegangen werden soll. Und wenn es auch oft genug noch schwer, ja unmöglich ist, eine scharfe Grenze zu ziehen zwischen normalen und abnormen Herzzuständen, so setzen doch die vervollkommneten Methoden uns in den Stand, häufiger und sicherer als früher, pathologische Herzzustände zu erkennen.

Allgemeines.

Die Herzkrankheiten lassen sich in verschiedene Gruppen einteilen, nämlich Muskelaffektionen, Klappenfehler und nervöse Erkrankungen. Dazu kommen noch Abnormitäten des Gefäßsystems. Alle diese Affektionen können als primäre Erkrankungen zutage treten, häufig aber sind sie Teil- oder Folgeerscheinungen anderer Krankheiten.

Auf die Pathologie und Symptomatologie der einzelnen Herzkrankheiten soll hier nicht näher eingegangen werden, denn es kommen hier nur diejenigen Herzzustände in Betracht, welche des ärztlichen Eingriffes bedürfen. Nicht jede Abweichung vom normalen Zustande bedarf der Behandlung. So können, auch wenn man von den kongenitalen absieht, Klappenfehler zeitlebens bestehen, ohne auch nur die geringste Funktionsstörung zu verursachen oder irgendwelche Beschwerden herbeizuführen. Die Entdeckung der Abnormität am Herzen erfolgt dann rein zufällig durch den Arzt anläßlich anderer Beschwerden oder anderer Erkrankungen. Und ganz dasselbe gilt auch für nervöse Herzaffektionen. So kenne ich Pulsbeschleunigung — man würde sie heute auf Grund elektrokardiographischer Untersuchungen als physiologische erkennen — auch Arhythmien bei Männern wie bei Frauen, welche zeitlebens bestanden, ohne daß die Träger derselben auch nur im geringsten von dieser Anomalie zu leiden hatten.

Die Erklärung hierfür ist einfach. Solange der Herzmuskel seine Funktionen in normaler Weise erfüllen kann, solange die genügende Blutmenge mit jeder Systole in das Arteriensystem geworfen wird, und solange die genügende Venenblutmenge dem rechten Herzen während der Diastole zufließt, verhält sich ein solches Herz wie ein normales.

Einen ganz ähnlichen Vorgang erlebt man bei den Abnormitäten des Gefäßsystems. Es kann schon ein großer Teil des Arteriensystems rigide, ja ein großer Bezirk sogar sklerotisch verändert sein, wenn dabei die Herzmuskulatur kräftig bleibt und noch genug Reservekräfte vorhanden sind, brauchen am Herzen keinerlei Beschwerden hervorzutreten.

Ebenso können, wie schon erwähnt, Störungen am Herznervensystem unter gewissen Verhältnissen unbemerkt bestehen. Wenn es sich nicht um Extrasystolen oder Störungen in der Reizleitung handelt, kann eine einfache Unregelmäßigkeit, welche sich in den motorischen Herznerven abspielt, zeitlebens beschwerdelos und dadurch unbemerkt bleiben. Werden aber die sensibelen Herznerven betroffen, dann verursacht oft schon eine geringe Störung größere Beschwerden.

Je früher eine Erkrankung des Herzens oder eine Anomalie seiner Funktionen erkannt wird, um so eher ist die Möglichkeit vorhanden, wirksam einzugreifen. Hier kommen uns dann, wie bereits erwähnt, die neueren Untersuchungsmethoden sehr zu Hilfe.

So lassen sich z. B. durch Phonendoskopie die Herztöne bedeutend verstärken, durch andere Vorrichtungen an der Stethoskopröhre die Stärke und Höhe der Herztöne etwas besser differenzieren. Statt der früher lediglich in Gebrauch gezogenen, starken Hammerperkussion, durch welche man nur die absoluten Herzgrenzen herauszuperkutieren vermochte, traten allmählich Modifikationen der Perkussionsmethoden auf, so z. B. die schwache Perkussion und ganz besonders die Perkussion mit seitlicher Abdämpfung, sowie die Rippenzwischenraumperkussion (nach Aug. Schott); die palpatorische Perkussion (Ebstein); die Schwellenperkussion (Goldscheider). Für den geübten Mediziner ist es nicht schwierig, die totalen Herzgrenzen herauszuperkutieren.

Das gleichzeitige Aufschreiben des Radialis- und des Jugularvenenpulses (Riegel, James Mackenzie) haben uns mancherlei Einblick gegeben in den örtlichen und zeitlichen Ablauf der Herzbewegungen, wie auch Klarheit betreffs der Herzfunktionen im Verlauf der Mitral-, wie Trikuspidalklappenfehler. Die Sphygmographie und die Kardiographie wurden früher als Untersuchungsmittel überschätzt, so daß aus ihren Ergebnissen zu weitgehende Schlüsse gezogen wurden. Als Ergänzungsmittel anderer Untersuchungsmethoden sind sie für die Herzdiagnostik nicht zu entbehren. Die Sphygmobolometrie, obwohl ihr Erfinder Sahli in der jüngsten Zeit ein verbessertes Instrument brachte, ist bis jetzt noch nicht genügend erprobt. Auch dürfte noch einige Zeit vergehen, bis die Ergebnisse der Gasuntersuchungen des Blutes für die ärztliche Praxis zuverlässig verwertbar sind. Die Tachygraphie wird als eine bis jetzt noch unsichere Untersuchungsmethode angesehen; dagegen hat sich in den letzten Jahren die Plethysmographie derart entwickelt, daß, wie später zu ersehen ist, mit ihrer Hilfe manche Einsicht in die Zirkulationsverhältnisse gewonnen wird.

Die Methoden, nach welchen die Blutdruckuntersuchungen ausgeführt werden, und auch die Instrumente für die Blutdruckmessungen sind sehr verschieden voneinander; fast jede größere Nation zeigt eine gewisse Vorliebe für die Erfindung eines ihrer Landsleute. So kann es nicht wundern, wenn die Resultate von Messungen, die so verschieden ausgeführt wurden, nicht direkt miteinander vergleichbar sind. Ursprünglich wurde nur der systolische oder maximale Blutdruck gemessen; in der letzten Zeit sind die Methoden so verbessert worden — besonders durch v. Recklinghausen und Korotkow, — daß es nun ermöglicht ist, auch den diastolischen oder minimalen Blutdruck in zuverlässiger Weise zu untersuchen. Aus der Differenz zwischen systolischem und diastolischem Blutdruck, der sogenannten Blutdruck-Amplitude lassen sich dann, wie an anderer Stelle des Näheren besprochen werden wird, auch einige Schlüsse auf das Schlagvolumen des Herzens und das Verhalten des Gefäßsystems ziehen. Die Messung des venösen Blutdruckes war bis vor kurzer Zeit noch recht ungenau, und die gewonnenen Resultate waren nicht ganz einwandfrei. Es bleibt abzuwarten, ob ein verbessertes Instrumentarium, wie wir es jetzt besitzen, genügend Abhilfe schafft.

Die Untersuchungen mittels Röntgenstrahlen — Aufnahme photographischer Bilder oder solcher mit dem Durchleuchtungsschirm — werden mehr und mehr zum Zwecke der Herzdiagnostik verwendet. Sehr wertvoll sind sie unter anderem zur Aufsuchung und näheren Bestimmung von Aneurysmen oder von Veränderungen an der Aorta; ferner zum Nachweis von Formveränderungen des Herzens bei manchen Klappenfehlern und dergleichen mehr. Die heute allgemein geübten Methoden sind die Orthodiagraphie und die Teleoröntgenographie; in den letzten 3—4 Jahren haben auch kinematographische Aufnahmen schon beachtenswerte Aufschlüsse gegeben. Die Apparate werden von Jahr zu Jahr vollkommener; gleichwohl sind die Röntgenuntersuchungen für viele

Zwecke der Herzdiagnostik noch nicht verwendbar und zwar wegen bestimmter Mängel, auf die an anderer Stelle noch näher eingegangen werden soll.

Die jüngste klinische Untersuchungsmethode, die Elektrokardiographie, wurde von ihrem Urheber, Einthoven, ursprünglich für physiologische Zwecke verwandt. Seit wenigen Jahren vielfach für klinische Untersuchungen in Anwendung gezogen, hat sie manch wichtige Tatsache zutage gefördert. So lassen sich durch sie z. B. schon geringfügige Reizleitungsstörungen am Herzen nachweisen, für die unsere bisherigen Methoden noch keine Anhaltspunkte geben konnten. Auch über Lageveränderungen des Herzens sowie über manche im Herzmuskelsystem oder im Herznervenapparat gelegenen Störungen geben sie Aufschluß. Ganz besonders aber haben wir durch elektrokardiographische Kurven erst eine genaue Einsicht erhalten in die verschiedenen Formen der Arythmien und können mit ihrer Hilfe die rein nervösen Formen von den viel schwereren im Herzmuskelapparat gelegenen Störungen und Veränderungen unterscheiden. Indessen bietet die Verwendung der Elektrokardiographie auf klinischem Gebiet zurzeit doch noch manche Schwierigkeiten. Beispielsweise lassen manche Elektrokardiogramme so verschiedenartige Deutungen zu, daß es noch nicht angängig ist, sie überall mit Sicherheit für die Beurteilung von Erfolgen oder Mißerfolgen therapeutischer Maßnahmen zu verwerten.

Neben diesen neuen Hilfsmitteln behalten die alten physikalischen Untersuchungsmethoden wie Palpation, Inspektion, Perkussion, Auskultation usw. ihren vollen Wert sowohl für diagnostische Zwecke wie auch für die Beurteilung therapeutischer Maßnahmen.

Prophylaxe.

Es ist und bleibt immer noch die vornehmste Aufgabe des Arztes, Krankheiten zu verhüten. So darf es denn auch als eine erfreuliche Tatsache konstatiert werden, daß die prophylaktische Therapie von Jahr zu Jahr an Boden gewinnt. In erster Linie ist hierher zu rechnen die bessere und wachsende Erkenntnis, wie fehlerhafte Lebensweisen zu Herzerkrankungen führen können. So wissen wir, daß geistige und körperliche Überanstrengungen, — der übertriebene Sport spielt bekanntlich hier eine große Rolle — anhaltender Kummer und Sorgen, langdauernde Nachtwachen und mangelhafte Ernährung das Herz leicht gefährden können. Ebenso können Überernährung, und zwar besonders bei mangelhafter Körperbewegung, oder zu reichlicher Genuß von Alkohol, Kaffee und Tee, ferner Exzesse in Venere nicht nur Anomalien der Herztätigkeit verursachen, sondern zu wirklichen Herz- und Gefäßerkrankungen führen. Dies gilt auch ganz besonders vom Tabak, dessen schädliche Einwirkung aufs Herz — man spricht direkt vom Raucherherz — allgemein bekannt ist. Meinungsverschiedenheiten herrschen in der Hauptsache nur darüber, ob solche Schädigungen nur vorübergehender Natur sind, oder ob die hervorgerufenen Veränderungen dauernd bleiben können. Letzteres ist entschieden zu bejahen. Abgesehen vom Nikotin können die Verbrennungsprodukte des Tabaks eine frühzeitige Arteriosklerose herbeiführen. Es sind ganz besonders die Koronargefäße, welche affiziert werden, wie dies auch aus den in der jüngsten Zeit von Morawitz angestellten Versuchen hervorgeht. Neben den Koronargefäßen werden auch nicht selten die Arteriae cerebrales sklerotisch verändert. Ganz besonders schädlich ist das Rauchen von frischen Tabakblättern. Auch das Tabakkauen und Tabakschnupfen üben einen schädlichen Einfluß aufs Herz aus. Durch Aufklärung und Belehrung vermag der Arzt gerade auf diesem Gebiet viel Nutzen zu stiften und so manchen

Menschen vor einem drohenden Herzleiden zu bewahren. Die psychische Therapie ist in vielen Fällen ein ausgezeichnetes Prophylaktikum.

Es ist hinreichend bekannt, daß fast alle fieberhaften Infektionskrankheiten sowohl zu Herzmuskelerkrankungen wie vor allem auch zu Klappenfehlern führen können. Obenan steht hier die Polyarthritis acuta rheumatica, auf welche mehr als die Hälfte aller im jugendlichen und mittleren Lebensalter erworbenen Klappenerkrankungen zurückzuführen ist. Manchmal wird das Herz schon im ersten Anfall ergriffen. Nun gibt es eine große Menge von Medikamenten, durch welche sich der Verlauf des akuten Gelenkrheumatismus abkürzen und die Schmerzhaftigkeit vermindern läßt. Solche Mittel sind das Salizyl und seine Derivate, ferner das Chinin, Antipyrin, Phenacetin und andere. Doch bis zur Stunde ist es noch nicht gelungen, durch irgendeines dieser Mittel den entzündlichen Prozeß am Endkardium und besonders auf den Klappen derart zu beeinflussen, daß Klappenfehler verhütet werden. Beneke, welcher zuerst Mineralbäder bei Herzkrankheiten verwendete, wollte seiner Zeit beobachtet haben, daß durch Nauheimer Bäder Rezidive des akuten Gelenkrheumatismus verhütet und frische Klappenexsudationen derart zur Resorption gebracht werden können, daß Klappenschrumpfungen oder Klappenverdickungen nicht entstehen. Der Beweis hierfür ist wohl kaum zu erbringen. Es dürften Verwechslungen von funktionellen mit organischen Klappenstörungen dabei mitgespielt haben. Im letzten Dezennium wurde viel gestritten über die Einwirkung des Diphtherieserums aufs Herz. Manche nahmen an, daß dieses Mittel den Herzmuskel mehr schädige als das Diphtherievirus selbst. Doch hat es sich herausgestellt, daß, wenn die Serumeinspritzungen frühzeitig genug und in genügend wirksamer Dosis zur Anwendung kommen, auch die im Gefolge der Diphtheritis auftretenden Herzaffektionen sich vermindern. Der geringe Prozentsatz von Herzmuskelschwäche oder Herzkollapsen, welche heutzutage noch bei der Serumbehandlung eintreten, spielen keine Rolle im Verhältnis zu der lebensrettenden Wirkung dieser Serumtherapie.

Es bedarf wohl kaum der Frage, daß der Nasopharyngealraum, insbesondere die Tonsillen, die Eingangspforten sind, durch welche Krankheitserreger in den Organismus dringen; und es ist sehr wahrscheinlich, daß die Infektion der Polyarthritis acuta rheumatica in vielen Fällen von hier aus erfolgt. Es bleibt abzuwarten, ob eine frühzeitige Behandlung von Entzündungen der oberen Luftwege imstande ist, die Zahl der Gelenkrheumatismusfälle und der häufig dadurch verursachten Herzaffektionen zu verringern.

Je frischer ein syphilitischer Prozeß zur Behandlung kommt, um so größer ist die Möglichkeit, helfend einzugreifen. In allen Fällen, in denen ein Verdacht auf luetische Erkrankungen besteht, sollte sofort die Wassermannsche Reaktion ausgeführt und bei positivem Resultat die entsprechende Therapie eingeleitet werden. Es steht außer Frage, daß die Salvarsanbehandlung in solch frischen Fällen indirekt einen großen Einfluß auf die Verminderung der luetischen Herzerkrankungen ausübt. Inwieweit die Salvarsantherapie dies noch in Fällen von sekundären und tertiären Formen der Syphilis leisten kann, läßt sich zur Stunde noch nicht überblicken. Die einfache Quecksilberbehandlung hat dies bis jetzt sicherlich nur in geringem Grade vermocht. Sollte man dazu kommen, durch eine frühzeitige Behandlung mit Salvarsan oder einem ähnlichen Mittel — mit oder ohne gleichzeitige Quecksilberbehandlung — eine wirkliche Sterilisatio magna zu erzielen, so würden damit auch die syphilitischen Herzerkrankungen und ganz speziell auch die auf syphilitischer Basis sich entwickelnden Gefäßerkrankungen wie zum Beispiel das meist letal endende Aneurysma des Herzens und der Aorta verschwinden können.

Medikamentöse Behandlung.

Was die spezielle Therapie der chronischen Herzkrankheiten anlangt, so gab es früher bekanntlich für alle Herzstörungen nur zwei Mittel, die Ruhe und die Digitalis. Wo diese fehlschlugen, stand der Arzt dem zunehmenden Herzleiden machtlos gegenüber. Heute spielt neben der erweiterten medikamentösen die physikalische Therapie eine Hauptrolle. Ehe diese letztere genau besprochen wird, sei ein kurzer Überblick über den heutigen Stand der medikamentösen Behandlung gegeben.

Auch heute noch ist und bleibt die Digitalis unser bestes und souveränstes Medikament. Die Arbeiten von Gottlieb und seinen Schülern haben eine viel bessere Einsicht geschaffen in die Wirkungsweise der in der Digitalis purpurea enthaltenen Substanzen. Diese Arbeiten in Verbindung mit den Fortschritten der Chemie haben es zustande gebracht, daß man über eine Reihe reiner und wirksamer Digitalispräparate verfügt, so z. B. über Digipuratum, Digalen, die Tinctura digitalis Golacz und Bürger, ferner über die französischen Digitoxinpräparate. Einige dieser Präparate bieten den Vorteil, subkutan oder intravenös angewendet werden zu können, so daß ihre Wirkung sich rascher entfaltet. Sind durch die Verbesserung der Digitalispräparate Nebenstörungen auch nicht mehr so häufig wie früher, so haftet doch auch diesen neuen Präparaten die bekannte kumulative Wirkung an, und es ist entschieden zu bestreiten, daß es nur in der Hand des Arztes gelegen ist, die toxische und kumulative Wirkung jener Digitalismittel völlig auszuschalten. In den Krankengeschichten der Patienten spielen solch toxische Wirkungen gar nicht selten eine wesentliche Rolle. Dazu kommt dann noch, daß auch die neueren Digitalispräparate nicht imstande sind, die Digitalis in Substanz, ja nicht einmal das Infusum digitalis überall zu ersetzen. Gar nicht selten kommt es vor, daß schließlich einige Pulver oder Pillen von Folia digitalis purpurea oder auch ein einprozentiges

Infusum doch noch die gewünschte Wirkung auf Herz- und Nierenfunktionen ausüben, nachdem die andern Präparate im Stiche gelassen hatten. Die unangenehmen Wirkungen auf den Magen, die hierbei nicht immer auszuschließen sind, lassen sich vielfach dadurch umgehen, daß die Digitalispillen keratinisiert werden. In letzter Zeit werden auch Geloduratkapseln verwendet, um zu bewirken, daß das Medikament erst im Darm resorbiert wird. Wie schon seit längerer Zeit bekannt ist, und auch durch neuere graphische Untersuchungen bestätigt wird, entfaltet die Digitalis ihre Hauptwirkung bei den Kompensationsstörungen im Gefolge von Mitralklappenfehlern, während man bei den Aortaklappenfehlern nicht mit derselben Sicherheit auf die Wirkung der Digitalis rechnen kann. Leider ist man trotz aller neueren Forschungen in vielen Fällen noch darauf angewiesen, empirisch auszuprobieren, ob und in welchem Maße die Digitalis ihren Nutzen entfaltet.

Die Tinctura strophanthi, ursprünglich von Fraser empfohlen, zeigt weniger toxische und kumulative Wirkung als die Digitalis, ist aber bei den Kompensationsstörungen, verursacht durch Klappenfehler, viel weniger wirksam. Die besten Erfolge sieht man bei den chronischen Herzmuskelaffektionen und ganz besonders bei den nervösen Herzstörungen. Strophanthustinktur wird von dem weiblichen Geschlecht nach meiner Erfahrung in ziemlich großen Dosen vertragen, und man kann bei genügender Überwachung gar nicht selten bis zu Dosen von dreimal täglich 20—30 Tropfen steigen. In der jüngsten Zeit hat man statt der Strophanthustinktur das reine Strophanthin angewandt und zwar ganz besonders in der Form von subkutanen, intramuskulären oder noch häufiger intravenösen Injektionen. Die Wirkung ist eine sehr rasche und intensive, und der der stärksten Digitalispräparate sicherlich an die Seite zu stellen. Selbst schwere Kompensationsstörungen können manchmal rasch gebessert werden, aber die stark toxische Wirkung dieses Mittels und besonders die häufig beobachteten schweren Kollapserscheinungen machen das Strophanthin für den allgemeinen Gebrauch wenig geeignet.

Es gibt noch eine ganze Reihe von Mitteln, welche in der Therapie der Herzleiden Verwendung fanden und zum Teil noch finden. Hierher gehören die Tinctura convallariae majalis und das Konvallamarin, die besonders in Rußland gebraucht werden. Es scheint, als ob die Tinktur der in Rußland wachsenden Convallaria majalis wirksamer sei als die anderer Länder. Ferner das Spartein, die Adonis vernalis und das Adonidin, das Helleborein, Arbutin, das Apocynum cannabicum usw. Eine große Verbreitung haben aber alle diese Medikamente nicht gefunden, und doch muß der Arzt sie kennen, da sie hier und da von ausschlaggebendem Nutzen sein können, wo selbst die gebräuchlichsten Herzmittel versagt haben. Das Ergotin dürfte wohl noch selten in der Form subkutaner Injektion zur Verkleinerung eines aneurysmatischen Sacks angewandt werden, aber als vasokonstriktorisches Mittel verdient es doch ebenso Beachtung wie das Atropin, welches sich besonders in Fällen wirksam zeigt, in welchen die hemmende Wirkung des Vagus mehr oder weniger paralysiert werden soll. Als Mittel gegen schwache Herztätigkeit findet es nur noch selten Verwendung.

Als anregende Mittel sind neben dem Äther sulfuricus und den Kampferpräparaten die Koffeinsalze beliebt und werden häufig in kleinen Dosen gleichzeitig mit Digitalis verwandt, um den Kollapsgefahren, welche die Digitalis mit sich bringen kann, entgegenzuwirken. Am meisten verwendet werden die Doppelsalze, nämlich das Coffeinum natrosalicylicum und das Coffeinum natrobenzoicum. Das Coffeinum natrosalicylicum wirkt, wie manch anderes Medikament, in kleinen Dosen anregend, während in größerer oder sogar mittlerer Dosis es selbst Kollapse herbeiführen kann. Dem Coffeinum natrobenzoicum ist der Vorzug zu geben, weil es als stimulierendes Mittel gut verwendbar ist und nicht so leicht Kollapse hervorruft.

In England und Amerika wird bei Schwäche- und besonders Erschlaffungszuständen des Herzmuskels mit besonderer Vorliebe das Strychnin in Gebrauch gezogen, und zwar sowohl per os als auch subkutan. Es bedarf keiner Frage, daß man mit diesem Alkaloid das Herz zu energischen Kontraktionen anregen kann. Und doch scheint es, als ob seine tonisierende Wirkung weit überschätzt würde. Vor einem lang fortgesetzten Gebrauch dieses Mittels muß energisch gewarnt werden, denn lange Zeit unausgesetzt genommen führt es zu abnormem Reizzustand des Herzens mit allen gefährlichen Folgeerscheinungen. Die Nux vomica ist von seinem Alkaloid, Strychnin, mehr oder weniger in den Hintergrund gedrängt worden.

Eine besondere Gruppe bilden für die Behandlung der chronischen Herzaffektionen die Jodpräparate. Ihr Gebiet ist in der

Hauptsache die Behandlung der chronischen Gefäßerkrankungen. Zwar ist ein vorhandener arteriosklerotischer Prozeß auch durch diese Mittel nicht mehr rückgängig zu machen; es kann von einer Heilung der Arteriosklerose als solche nicht die Rede sein. Aber es scheint doch, als ob durch Jod das Fortschreiten der arteriosklerotischen Prozesse etwas aufgehalten werden könnte. Jedenfalls lassen sich die lästigen Oppressionserscheinungen oder stenokardischen Beschwerden durch Jodpräparate öfters mildern. Einige Autoren glaubten, daß diese Wirkung durch Erniedrigung des Blutdrucks oder durch Herabsetzung der Viskosität zustande käme. Beide Ansichten haben sich als irrige erwiesen. Es ist wahrscheinlich, daß es sich um chemische Veränderungen des Blutes handelt, durch welche dieses Mittel seinen Einfluß auf die Zirkulation ausübt. Schon in früheren Jahren habe ich darauf hingewiesen, daß man mit der Verordnung der Jodpräparate vorsichtig sein muß. Bekanntlich ist das Jod ein Eiweißzerstörer und bei seiner Verwendung muß der Allgemeinzustand des Patienten ärztlich streng überwacht werden. Auch sollte statt des Jodkalium stets das Jodnatrium verwendet werden, da die Kalisalze mehr oder weniger starke Herzgifte sind. Nun besitzen wir seit einer Reihe von Jahren Eiweißverbindungen des Jod, welche dessen Anwendung wesentlich erleichtern. Ich nenne hier nur das Jodglidin, das Jodostearin; ferner sind Sajodin und Jodozitin recht beliebte Mittel geworden. In den allerletzten Jahren wurde als antisklerotisches Mittel an Stelle der Jodpräparate das Vasotinin — eine Verbindung von Urethan mit Yohimbin — empfohlen, doch ist nach den bisherigen Erfahrungen sein Einfluß zweifelhaft.

Die Thyreoidinpräparate werden besonders als Entfettungsmittel angewandt. Es bedarf keiner Frage, daß man entschiedene Fettabnahme durch diese Mittel erzielen kann; aber ihre schädigenden Wirkungen auf den Organismus und speziell auf das Herz und den Gesamtnervenapparat sind unter Umständen so gewaltig, daß Herzkollaps und psychische Störungen, ja sogar Nierenaffektionen auftreten können. Ihre Verwendung bedarf selbstverständlich einer sehr sorgfältigen ärztlichen Kontrolle, und in der Mehrzahl der Fälle wird man am besten auf diese Mittel ganz verzichten.

Durch Oophorinpräparate die beim weiblichen Geschlecht besonders während der Klimax auftretende Adipositas universalis, wie auch speziell das Cor adiposum wirksam zu bekämpfen, gelingt nur in einem geringen Prozentsatz der Fälle.

In ihrer Wirkungsweise bekannt sind diejenigen Mittel, welche man als Vasodepressoren bezeichnet. Sie bewirken Ausdehnung der Gefäße und dadurch Sinken des Blutdrucks. In der Hauptsache sind es Nitrite, und hier ist in erster Linie zu nennen das Nitroglyzerin. Am besten verwendet man es in flüssiger Form, und zwar in einer einprozentigen, alkoholischen Lösung. Die Anwendung in Tablettenform ist zwar viel bequemer, doch wird der Effekt dadurch unsicher, daß der Gehalt der einzelnen Tabletten an wirksamer Substanz oft sehr verschieden ist. Dem Nitroglyzerin sehr nahe kommt das Erythrol tetranitrat. Beide sind vorzügliche Mittel, wenn es sich darum handelt, bei Angina pectoris Oppression und Herzkrämpfe (Herz- und ausstrahlende Schmerzen) zu lindern und zu beseitigen. Das Amylnitrit hat zwar dieselbe Einwirkung auf das Gefäßsystem; der Effekt dieses, als Inhalation gebrauchten Mittels kann aber so rasch und stürmisch verlaufen, daß leicht gefahrdrohende Zustände entstehen. Gegen stenokardische Zufälle erweisen sich die als Diuretika bekannten Theobrominsalze wie auch das Theozin in vielen Fällen nützlich, dagegen ist vor dem Gebrauch von Antipyrin, Phenacetin und Aspirin in solchen Fällen zu warnen; ihre Wirkung läßt nicht nur oft im Stiche, hier und da werden auch bei vorgeschrittenen Degenerationszuständen Kollapse durch diese Mittel hervorgerufen.

Als gefäßkontrahierende Mittel finden das Adrenalin, das Suprarenin und das Pituitrin in jüngster Zeit vielfache Verwendung. Das Adrenalin ist das am stärksten Wirkende und verdient vor den beiden anderen den Vorzug, doch ist die intravenöse Verwendung nicht gefahrlos und deshalb der interne Gebrauch vorzuziehen.

Zum Schlusse noch eine Bemerkung über die Wirkung des Morphiums bei der Therapie der chronischen Herzkrankheiten. Hier haben sich die Anschauungen in der letzten Zeit wesentlich geändert. Die Pulsverlangsamung, die das Morphium hervorruft, führte zu der Annahme, daß das Opium und seine Derivate wirkliche Herztonika seien. Genaue syphygmographische und kardiographische Untersuchungen, mit denen auch die klinischen Erfahrungen übereinstimmen, zeigten, daß die Verlangsamung nur durch Unterdrückung von ventrikulären Kontraktionen zustande kommt. Es leuchtet ohne weiteres ein, daß eine solche Wirkung unter Umständen geradezu gefährlich werden kann. Bei starken Schmerzparoxysmen, anhaltender Schlaflosigkeit und schweren Angstzuständen ist jedoch das Morphium nicht zu entbehren. Man entschließe sich dann zu kräftigerer Dosis, verwende dieselbe aber nicht fortgesetzt für längere Zeit. Dasselbe gilt auch für größere Dosen von Narcein, Kodein, Pantopon und das, wenn auch nicht streng hierhergehörige Kokain.

Bei der Verwendung all dieser Mittel — nur die gebräuchlichsten wurden hier genannt — hat sich gezeigt, daß sie neben heilsamen Wirkungen auch ihre Mängel haben, ja sogar teilweise schädlichen Einfluß ausüben. Mangelhaft ist bei manchen, daß sie nur einzelne Symptome wirksam bekämpfen. Zum Schaden für die Kranken kommt in Betracht, daß lästige Begleiterscheinungen hervorgerufen werden können. Auch die Tatsache, daß nicht selten kumulative und toxische Wirkung eintreten können, wird in der neueren Literatur vielfach betont.

Das hat nun dahin geführt, daß man zur Behandlung der chronischen Herzkrankheiten auf einem ganz anderen Gebiete Mittel suchte und fand; solche, bei deren Verwendung jede Toxizität ausgeschlossen werden kann, deren tonisierender Einfluß sich auf Herz und Gefäßsystem erstreckt und die gleichzeitig den Gesamtorganismus günstig beeinflussen. Und so entwickelten sich denn allmählich diejenigen Behandlungsmethoden, die man heutzutage unter dem Namen „physikalische" zusammenfaßt.

Die physikalische Therapie der chronischen Herzkrankheiten.

Sie zerfällt in die balneologische und die mechanisch-diätetische Therapie. Diese Methoden sind ein Produkt der Neuzeit. Historisch interessant ist zwar, daß schon in der ältesten medizinischen Literatur bei Fettsüchtigen bereits Leibesübungen und auch gewisse diätetische Maßnahmen empfohlen werden. Auch bei Celsus und Galen finden sich ähnliche Bemerkungen. Ferner haben Sydenham, Boerhave u. a. schon beherzigenswerte Lehren gegeben. Bei genauer Betrachtung läßt sich erkennen, daß diese therapeutischen Maßnahmen sich nicht etwa auf das Herz oder die Blutzirkulation selbst bezogen, sondern vielmehr vom humoralpathologischen Standpunkt jener Zeit die Eliminierung schlechter oder die Neubildung guter Säfte im Auge hatten.

Bis vor kurzer Zeit war die Herzbehandlung stets dieselbe, schon erwähnte (Ruhe und Digitalis); ja, die Lehren des bekannten Dubliner Klinikers Stokes, der zuerst darauf aufmerksam gemacht hatte, daß bei Fettherz passende Körperbewegung besser sei als absolute Ruhe, gerieten bald in Vergessenheit. Hieran änderten auch nichts die Mitteilungen von den glänzenden Erfolgen, welche Stokes bei seinen Kranken hatte. Aus seinen Berichten ging hervor, daß fettsüchtige Herzleidende, welche ursprünglich kaum zu steigen vermochten, nach Fußtouren, die sie auf längeren Gebirgsreisen vielfach wiederholt hatten, schließlich mit einem leistungsfähigen Herzen nach Hause kamen.

Seine Methode wurde zwar von anderen aufgenommen; einige erlebten aber damit auch Mißerfolge, wie beispielsweise Quain, und so erhoben sich bald wissenschaftliche Streitigkeiten. Diese führten dahin, daß die Lehren von Stokes wieder verlassen wurden, und die alte Behandlungsweise beherrschte wieder das Feld. Die Patienten mußten wieder Ruhe pflegen, es wurde ihnen eine Reihe von Entsagungen und Entbehrungen auferlegt. Trat dann trotz diesem passiven Abwarten früher oder später eine Kompensationsstörung ein, so verwandte man wieder Digitalis. Verlor diese ihren guten Effekt, oder führte sie sogar zu Verschlimmerungen, brachten auch Surrogate, von denen einige erwähnt wurden, nicht den gewünschten Erfolg, so stand man dem wachsenden Übel ratlos und hilflos gegenüber. So blieb es viele Dezennien lang, und der ärztliche Skeptizismus und Nihilismus jener noch in die Gegenwart hineinreichenden Zeit war nur eine Folge des Mangels an wirksamen therapeutischen Hilfsmitteln.

Da griffen dann fast gleichzeitig verschiedene physikalische Behandlungsmethoden hilfreich ein. Es wurde schon erwähnt, wie Beneke den alten Glauben, daß Mineralbäder den Herzkranken schaden, beseitigt und neue Anregung auf diesem Gebiete gebracht hatte. Meinem verstorbenen Bruder, August Schott, und mir gelang es dann, die Erfolge mitzuteilen, welche wir durch eine Bade- oder durch eine gymnastische Behandlungsmethode, sei es durch jede für sich allein oder beide kombiniert, zu erzielen vermochten. In Deutschland war es zuerst der Tübinger Kliniker Juergensen, der durch seine in Nauheim gesammelten Beobachtungen unsere Methode weiten Kreisen bekannt gab und später seine Erfahrungen in dem Nothnagelschen Sammelwerk veröffentlichte. Es folgte dann die Arbeit von Bauer in dem Stinzing-Penzoldtschen Handbuch sowie experimentelle Arbeiten von Hensen aus der Leipziger Klinik u. a. In jüngster Zeit sind es besonders die Lehrbücher von Krehl, Romberg, Matthes und vielen anderen, in welchen über die durch die balneologisch-gymnastische Behandlung erzielten Resultate berichtet wird. Unsere Mitteilungen fanden zuerst in England Bestätigung durch die Arbeiten von Sir Lauder Brunton, Bezly Thorne, Sir William Broadbent, Sir Thomas Grainger Stewart, Robert Saundby u. a. In Amerika sind es vorzugsweise die Arbeiten von Anders, Babcock, Billings, Osler, Osborne. S. Solis Cohen usw. Fast zu derselben Zeit gab auch Zander Beobachtungen kund, welche er bei seiner mechanisch-gymnastischen Behandlung mittels sinnreich konstruierter Apparate bei Herzstörungen gemacht hatte. Wenige Jahre später wurde dann die Oertelsche Behandlungsweise, die sogenannte Terrainkur, bekannt, welche allerdings nur für kurze Zeit die ärztliche Welt interessierte.

Balneologische Behandlung.

Der Schilderung der balneologischen Behandlung lasse ich eine Analyse der Nauheimer Badequellen vorausgehen.

Auf eine eingehende Analyse der Nauheimer Trinkquellen sei hier verzichtet und diese nur kurz hier erwähnt: Die beiden salinischen Quellen, Kurbrunnen mit einem Salzgehalt von 1,8% und Karlsbrunnen mit 0,8% Salzgehalt, werden bei Störungen des Magen- und Darmkanals, insbesondere gegen Konstipation sowie auch gegen Leberkongestionen vielfach neben den Badekuren verordnet. Der alkalisch-muriatische Ludwigsbrunnen mit seinem Gehalt an Natron bicarbonicum und Lithion dient zur Bekämpfung der arthritischen Diathese. Die beiden Quellen Schwalheimer Brunnen und Löwenquelle eignen sich durch ihren Eisen- und Mangangehalt zur Bekämpfung anämischer Zustände, die so häufig bei Herzkrankheiten vorkommen.

Nauheim sah man ursprünglich als ein einfach warmes Soolbad an. Für die Behandlung von Rheumatismus hatten sich die Bäder bereits einen Ruf erworben. Mein Bruder und ich konnten durch eine von uns vor vielen Jahren ausgeführte Analyse der Nauheimer Sprudel- und Sprudelstrombäder zeigen, daß in diesen letzteren sich eine Reihe von Heilfaktoren vereinigen, welche ganz besonders für die Behandlung von chronischen Herzleiden sich eignen. Diese Analyse wurde später auch von anderer Seite bestätigt und ergänzt. Die Ergebnisse sind die in der Tabelle auf S. 19 angegebenen.

Die Technik der Wasserentnahme zum Zwecke von Untersuchungen hat sich seit unseren oben genannten Analysen wesentlich vervollkommnet. Es gelingt heute, das zu untersuchende Wasser direkt dem Steigrohr zu entnehmen und das Entweichen der CO_2 auf ein Minimum zu beschränken und dadurch seinen Gehalt fast vollkommen nachzuweisen. Im letzten Jahre hat nun der auf dem Gebiet der Wasseruntersuchungen bekannte

Analysen der Bad Nauheimer Mineralquellen.

Bestandteile in 1000 Gramm Wasser	a) Badequellen:			b) Trinkquellen:				
	Sprudel No. VII (Großer Sprudel)	Sprudel No. XII (Friedrich Wilhelm-Sprudel)	Sprudel No. XIV (Ernst Ludwig-Quelle)	Kurbrunnen	Karlsbrunnen	Ludwigsquelle	Schwalheimer Brunnen	Löwenquelle in Schwalheim
Natriumchlorid ($NaCl$) . .	19,5402	27,1525	22,7090	14,1794	6,2322	0,3629	1,5006	2,1248
Natriumbromid ($NaBr$) . .	0,0090	0,0122	0,0170	0,0100	0,0044	0,0017	0,0008	0,0032
Kaliumchlorid (KCl) . . .	0,5953	0,8381	0,6436	0,4042	0,1901	—	0,0088	—
Lithiumchlorid ($LiCl$) . . .	0,0560	0,0626	0,0405	0,0274	0,0158	0,0065	0,0088	0,0066
Ammoniumchlorid (NH_4Cl)	0,0508	0,0575	0,0753	0,0350	0,0214	0,0070	*)	—
Kalziumchlorid ($CaCl_2$) . .	1,3643	2,7619	2,4493	1,1807	0,4613	—	—	—
Magnesiumchlorid ($MgCl_2$) .	0,3948	0,5281	0,4663	0,3130	0,1394	0,1395	0,0189	0,0790
Natriumsulfat (Na_2SO_4) . .	—	—	—	—	—	0,0053	—	0,0013
Kaliumsulfat (K_2SO_4) . . .	0,0652	0,0818	0,0787	0,0566	0,0883	0,0335	0,0970	0,1481
Natr. bikarb. ($Na_2CO_3 \cdot CO_2$)	—	—	—	—	—	0,1170	—	—
Kalz. karb. ($CaCO_3 \cdot CO_2$) .	2,4894	1,7953	1,6019	1,5313	0,5618	0,4782	0,8106	1,0356
Stront. bikarb. ($SrCO_3 \cdot CO_2$)	0,0302	0,0500	0,0456	0,0247	0,0057	0,0037	0,0014	0,0004
Magn. bikarb. ($MgCO_3 \cdot CO_2$)	—	—	—	—	—	0,0405	0,3771	0,4143
Ferr. bikarb. ($FeCO_3 \cdot CO_2$)	0,0218	0,0289	0,0309	0,0301	0,0055	0,0148	0,0130	0,0261
Mang. bikarb. ($MnCO_3CO_2$)	0,0063	0,0052	0,0041	0,0048	0,0023	0,0020	0,0118	0,0029
Dinatr. phosph. (Na_2HPO_4)	0,0004	0,0004	0,0005	0,0009	0,0003	0,0003	*)	0,0005
Dinatr. ars. (Na_2HAsO_4) .	0,0009	0,0007	0,0008	0,0006	0,0003	0,0002	*)	0,0004
Kieselsäure (SiO_2)	0,0164	0,0194	0,0173	0,0181	0,0101	0,0096	0,0188	0,0142
Summe d. festen Bestandteile	24,6410	33,3946	28,1808	17,8168	7,7389	1,2227	2,8676	3,8574
Völlig freie Kohlensäure (CO_2)	3,9634	3,3118	2,9630	2,7880	1,8487	2,1126	2,2363	2,6020
Summe aller Bestandteile .	28,6044	36,7064	31,1438	20,6048	9,5876	3,3353	5,1039	6,4594
Völlig freie Kohlensäure bei 0° C und 760 mm Barometerstand in ccm . . .	2021,3	1689,0	1511,1	1421,9	942,8	1077,4	1140,5	1320,1
Völlig freie Kohlensäure bei Quellentemperatur u. dem mittl. Barometerstand Bad Nauheims (749,1 mm) in ccm	2277,2	1931,0	1715,3	1550,0	1023,9	1168,5	1201,7	1391,6
Temperatur	29,9° C	34,4° C	32,2° C	20,1° C	17,2° C	18,6° C	10,3° C	10,4° C
Spezifisches Gewicht bei 15° C	1,0184	1,0255	1,0222	1,0139	1,0067	1,0014	1,0018	1,0033

Bei den Badequellen entströmt, mit der Sole zu Schaum gemischt, dem Erdboden gleichzeitig eine Fülle heilsamer Sprudelgase, deren genaue Menge bisher nicht in vollem Umfange ermittelt werden konnte.

Vorstehende Analysen wurden in den Jahren 1903 und 1904 bzw. 1906 durch die Großherzogl. chemische Prüfungs-Station für die Gewerbe in Darmstadt (Vorstand Professor Dr. W. Sonne) ausgeführt.

Das Zeichen *) vor der Zeile bedeutet, daß die betreffenden, in nur kleinen Mengen vorhandenen Bestandteile z. Zt. noch nicht ihrer Menge nach ermittelt worden sind.

Geheimrat Eser, Vorstand der Badedirektion in Nauheim, eine ausführliche CO_2-Analyse unserer Nauheimer Badequellen ausgeführt, über deren Ergebnisse er selbst ausführlicher berichten wird. Er hat mir, wofür ich ihm meinen verbindlichsten Dank ausspreche, für diese Arbeit einige Zahlen zur Verfügung gestellt.

Eser hat bei mittleren Barometerstand das Wasser dem Steigrohr direkt entnommen und fand im Liter der einzelnen Quellen:

	Quelle Nr. VII. (Natürliche Temperatur 30,5° C)	Quelle Nr. XII. (31,3° C)	Quelle Nr. XIV. (33,5° C)
Freie und gelöste CO_2 . . .	3,434 g	3,768 g	4,451 g
Aktive CO_2 nach Schott (das heißt freie und halbgebundene)	3,841 g	4,191 g	4,907 g
Gesammt CO_2	4,248 g	4,615 g	5,362 g

Durch passende Entlüftungsvorrichtungen ist dafür Sorge getragen, daß alle überschüssige Kohlensäure entfernt wird, ehe das Wasser in die Badekabinen einläuft, um die Patienten vor der Einatmung des Kohlensäuregases zu schützen.

Über den im Sprudel- und Sprudelstrombad vorhandenen Gehalt an Kohlensäure vergleiche die Analyse auf Seite 21 und 22.

Aus diesen Analysen ergibt sich folgendes: Die Quellen sind verwendbar als:

Thermalbäder. Sie besitzen natürliche Temperaturen, wie wir sie gewöhnlich im Leben für Badezwecke benutzen, 30, 32 und 34 Grad Celsius. Ihr Salzgehalt ist der eines mittelstarken Solbades. Und da die Nauheimer Mutterlauge, die für Badezwecke mitverwendet wird, einen außerordentlich hohen Gehalt an ClCa hat, kann durch ihren Zusatz der Salzgehalt des einzelnen Bades beliebig verstärkt werden. Die Nauheimer Sprudel sind unter den bis jetzt bekannten Quellen die einzigen, welche mit natürlich warmen Badetemperaturen und höchstem Kohlensäuregehalt direkt aus großer Tiefe aufsteigen und an der Stelle, an der sie hervorquellen, unmittelbar zum Baden verwendet werden. So behalten sie einen viel größeren Kohlensäuregehalt im Bade, als dies bei kühlen Quellen der Fall sein kann, welche erst geheizt werden müssen oder bei Quellen, welche aus weiter Entfernung hergeleitet werden.

Sämtliche Nauheimer Badequellen werden aus dieser großen Tiefe durch die starke Expansionskraft der Kohlensäuresprudel in die Luft geschleudert.

Die Formen und Abstufungen, in welchen die Bäder zur Verwendung kommen können, sind folgende:

1. Solbäder. Ein Teil des den Badequellen entströmenden Wassers wird auf sogenannte Gradierwerke geleitet. Hier läßt

man es über einen Aufbau von Dornen langsam herunterlaufen. Dadurch verliert das Wasser vollständig seinen Kohlensäuregehalt; auch der größte Teil der Eisen- und Kalksalze setzt sich beim Herabfließen an den Dornen fest. Es bleibt also das einfache Solbad übrig.

2. Thermalbäder. Das den Steigrohren entströmende Wasser fließt in große, offene Bassins und wird von da in die Badehäuser geleitet. In diesen offenen Bassins verliert das Wasser einen großen Teil seiner freien Kohlensäure, und zwar so viel, daß aus den bikarbonaten Salzen einfach kohlensaure Salze werden. Die Kalk- und Stahlsalze präzipitieren und färben das Wasser rötlichgelb. Durch das Verweilen des Wassers in diesen offenstehenden Bassins wird seine Temperatur durch die jeweilige Außentemperatur etwas beeinflußt. Durchschnittlich enthält ein solches Bad noch etwa 500 Kubikzentimeter freie Kohlensäure im Liter Wasser.

3. Thermalsprudelbäder. Von den Steigröhren gelangt das Wasser in Bassins, die fast gänzlich geschlossen sind; nur eine kleine Öffnung läßt einen geringen Teil der Kohlensäure ins Freie entweichen. Ein solches Badewasser ist entweder ganz wasserhell oder nur leicht gefärbt. Es enthält bereits etwa 1000 Kubikzentimeter freie Kohlensäure im Liter.

4. Sprudelbäder. Vom Steigrohr der Quellen strömt das Wasser durch unterirdische Abzweigungen direkt in die Badewanne. Es behält seine natürliche Wärme, ein wasserhelles Aussehen und einen sehr großen Teil seiner freien Kohlensäure, so daß im Liter durchschnittlich 12—1500 ccm freie Kohlensäure enthalten sind.

5. Sprudelstrombäder sind wohl die stärksten Bäder dieser Art, die wir kennen. Sie kommen folgendermaßen zustande. Die im Erdinnern unter sehr hohem Druck in das warme Mineralwasser eingepreßte Kohlensäure schleudert durch ihre Expansionskraft — und nur durch diese — das Wasser der einzelnen Quellen 16, 20 und 56—60 Fuß in die Höhe. So befindet sich das Badewasser unter einem Überdruck, der je nach der einzelnen Quelle $\frac{1}{2}$—$\frac{2}{3}$—$1\frac{1}{2}$ Atmosphären beträgt. Läßt man nun das Wasser, nachdem die Badewanne gefüllt ist, während der ganzen Dauer des Bades konstant ab- und zuströmen, so erzeugt dieser Überdruck einen Wellenschlag. Dieser Wellenschlag übt einen starken, mechanischen Effekt auf die Hautoberfläche. Dieser

Effekt wird noch dadurch erhöht, daß sich in einem solchen Sprudelstrombad in jedem Liter Wasser ein Gehalt von mehr als 2000 ccm freie Kohlensäure in Statu nascendi befindet. Nur muß durch Zudecken der Badewanne mit einem Tuch dafür gesorgt werden, daß der Kranke vor der Einatmung zu großer Kohlensäuremengen geschützt ist. Auch empfiehlt sich, durch Ventilation des Baderaums für den Zustrom frischer Luft zu sorgen.

Auch die Sol-, Thermal- und Thermalsprudelbäder lassen sich in Form von Strombädern anwenden. Ebenso können von sämtlichen Quellen Duschebäder gegeben werden. So bietet sich hier eine Mannigfaltigkeit an Badeformen und dadurch eine so große Abstufbarkeit, daß die Bäder den individuellen Bedürfnissen der Kranken angepaßt werden können. Durch diese Abstufbarkeit wird die Innehaltung einer genauen Bademethodik ermöglicht, wie sie gerade bei Herzkranken dringend notwendig ist.

In jüngster Zeit scheinen einige Autoren nur die Temperatur des Badewassers als das Maßgebende anzusehen, während andere nur die Kohlensäure als das wirksame Agens betrachten. Die Empirie hat aber schon gezeigt, daß man weder mit verschieden temperiertem Süßwasser noch mit einfachen Kohlensäurebädern imstande ist, auf Herzkrankheiten einen genügenden Einfluß auszuüben. Auf die Wirkungsweise der Badeagenzien sowie auf die Bademethodik muß deshalb hier etwas näher eingegangen werden.

Der Einfluß der Temperaturen zeigt sich folgendermaßen: Bei einem indifferenten Bade von einer Temperatur von 34—35° C kommt in der Hauptsache der Wasserdruck und die Unterdrückung der Hautperspiration in Betracht. Der erhöhte Druck von außen bewirkt eine Verminderung des abdominalen Druckes und eine Erschlaffung der Muskulatur. Wie weit eine verminderte Wärmeabgabe nach außen eine Rolle spielt, ist noch nicht genügend aufgeklärt. Die Differenzen zwischen der Leitungsfähigkeit des Wassers und der der Luft sind in ihrem Einfluß auf die Wärmeabgabe der Körperoberfläche noch nicht festgestellt. Auch ist es fraglich, wie weit eine etwas beschleunigtere Respiration direkt auf die Blutzirkulation einwirkt, da sehr häufig die Atemzüge, statt vertieft, oberflächlicher werden. Es kommt also bei solchen Bädern höchstens eine Erleichterung der Blutbewegung in dem Gefäßsystem zustande. Aufs Herz ist nach meiner Beobachtung eine starke Einwirkung nicht zu erkennen und zwar weder durch direkte Beobachtungen am Herzen selbst, noch durch sphygmographische oder Blutdruckuntersuchungen.

Ganz anders verhält es sich, wenn der thermische Reiz unter oder über dem Indifferenzpunkt liegt. Ein kaltes Bad verursacht eine rasche und je nach der Temperatur mehr oder minder starke Wärmeabgabe der Haut an das Badewasser, also Kraftverbrauch. Der Kältereiz führt zur Verengerung des ganzen, peripheren Gefäßsystems und zur Ansammlung respektive Stauung des Blutes in den inneren Organen. Der Blutdruck steigt, und das Herz hat gegen einen erhöhten Blutdruck anzukämpfen, mit anderen Worten, es tritt dadurch eine Ermüdung und Erschlaffung des Herzens ein, und da kein genügender Ausgleich von seiten der inneren Organe stattfindet, kommt es schließlich zu einer Schwäche des Herzens, die dann sekundär zu Blutdruckerniedrigung führt.

Ein heißes Bad dagegen bewirkt Wärmestauung und Erweiterung der peripheren Gefäße. Die geringen Temperatursteigerungen im Körperinnern spielen wohl nur eine untergeordnete Rolle, aber ein solches Bad regt die Herztätigkeit sehr auf. Die Zahl der Herzschläge nimmt zu, die Atmung wird rascher und oberflächlicher und der Blutdruck, der je nach Dauer und Temperatur des Bades variieren kann, vermag keinen Ausgleich zu schaffen. Ein solch gereiztes Herz ermüdet viel leichter und die Folge davon ist, daß die regulatorischen Einrichtungen des Körpers — wie sie uns durch die vasomotorische Tätigkeit und die im Herzen ruhenden Reservekräfte gegeben sind — schließlich nicht mehr ausreichen. Solche Bäder führen schließlich zu Herzschwäche mit allen Folgeerscheinungen.

Bei den Bädern, welche nur sehr wenig über oder unter dem Indifferenzpunkt liegen, kommt je nach der Temperatur die geschilderte Einwirkung, wenn auch in verminderter Weise zur Geltung. Bei dem Gebrauch des lauwarmen Bades kommt mehr der vasodilatatorische Einfluß zur Wirkung, bei dem kühllauen Bad mehr der vasokonstriktorische. Meist genügen hier die regulatorischen Einrichtungen des Gefäßsystems und der Atmung, um diese Einflüsse wirksam auszugleichen.

Für die Badewirkung kommen ferner die im Wasser gelösten Salze in Betracht; es sind dies in erster Linie das Chlornatrium und das viel stärker wirkende Chlorkalzium. Daß die Salze nicht von der intakten Haut resorbiert werden, ist wohl absolut sicher. Die Wahrnehmung, daß ein starkes Salzbad die Tastempfindungen steigert, also gewisse sensible Nerven empfindlicher macht, sowie vor allem die Tatsache, daß konzentrierte Salzbäder den Blutdruck — von Aug. Schott früher schon tierexperimentell festgestellt und zwar durch Blutdruckmessung in der Karotis der Tiere selbst — erhöhen, läßt sich nur durch Einwirkung auf die sensiblen Hautnerven erklären und zwar so, daß die Salzlösungen bis zu den peripheren Hautnervenenden vordringen und diese reizen; mit anderen Worten, die Salzlösungen müssen durch Imbibition wirken. Dafür spricht auch schon der Umstand, daß ein solches Salzbad eine viel stärkere, hautrötende Wirkung ausübt und den ganzen Körper viel mehr angreift und ermüdet wie ein gewöhnliches Süßwasserbad von derselben Temperatur und Dauer.

Eine in der Balneotherapie viel diskutierte Frage war und bildet noch zur Stunde die Einwirkung der gasförmigen Substanzen, hier in erster Linie der Kohlensäure. Es ist ein großer Unterschied, ob wir die Kohlensäure in der Form des einfachen, trockenen Kohlensäuregases auf den menschlichen Organismus einwirken lassen oder in Form der Kohlensäurebäder. Daß gasförmige Substanzen durch die intakte Haut durchgehen, ist schon seit längerer Zeit bekannt und vor einigen Jahren von H. Winternitz in Halle für die kohlensäurehaltigen Bäder in einwandfreier Weise nachgewiesen worden; daß es durch sie zu veränderten Spannungsverhältnissen im Körper sowie zur Einwirkung auf die Hautnerven kommt, ist ohne weiteres klar. Ein solch trocknes Kohlensäurebad bewirkt nun anfänglich durch diesen Reiz auf die Hautnerven eine starke Wärmeempfindung in der Haut mit darauffolgender Rötung. Aber diese Hautröte verschwindet sehr bald. Bei wiederholter Applikation solch trockener Kohlensäurebäder stumpft sich die Wirkung rasch und deutlich ab. Nach unseren Versuchen ist nach 3—4 maliger Anwendung kaum mehr ein Einfluß zu konstatieren. Es mag dahingestellt sein, ob wir es hier mit einer einfachen Kohlensäureanhäufung im Körperinnern zu tun haben oder nur mit einer peripheren Reizwirkung, — sei sie thermischer oder mechanischer Natur — die sehr bald wieder verloren geht. Goldscheider hat die durch lokale Applikation von Kohlensäure hervorgerufene Wärmeempfindung lediglich als thermische Reizwirkung zu erklären versucht. Es ist aber keineswegs bewiesen, daß es sich hierbei nur um eine Reizung derjenigen Nerven handelt, welche die Wärmeempfindung vermitteln. Es können alle die andern chemischen und mechanischen Wirkungen ihre Rolle spielen.

Anders verhält sich die *Kohlensäure im Wasser*, und zwar sowohl im einfachen, kohlensäurehaltigen Süßwasser-, wie ganz besonders im kohlensäurehaltigen Solbad. Hier gilt das einfache physikalische Gesetz: Je kühler das Wasser, je ruhiger dasselbe ist, und je höher der Druck ist, unter welchem sich das Gas in der Flüssigkeit befindet, um so mehr freie Kohlensäure bleibt im Badewasser. Bei einfachen, kohlensäurehaltigen Wässern kommt nur die freie Kohlensäure in Betracht; bei den salzhaltigen Mineralbädern außerdem die an die Salze *ganz oder halbgebundene Kohlensäure*. Bei der ganz gebundenen Kohlensäure kommt selbstverständlich eine freie Gaswirkung nicht zustande; bei der halbgebundenen ist es fraglich, ob und in welcher Weise sie zur Geltung gelangt. Es bleibt für unsere Badezwecke nur die wirklich freie Kohlensäure, mit deren Wirksamkeit wir bestimmt rechnen können. Hier ist zu unterscheiden zwischen der freien, im Wasser suspendierten und der aus dem Wasser nach außen entweichenden Kohlensäure. Die Menge der letzteren hängt, wie schon angedeutet wurde, wesentlich davon ab, mit welcher Geschwindigkeit das Wasser in die Wanne strömt, von dem Temperaturgrade des Wassers und ganz besonders von dem Druck, unter welchem das Gas im Wasser absorbiert wurde. Je höher derselbe vorher war, um so mehr Kohlensäure wird trotz stärkerem Entweichen in die Luft doch noch im Wasser suspendiert bleiben. Es ergibt sich, wie dies später zu ersehen ist, nach dieser Richtung hin ein wesentlicher Unterschied zwischen natürlichen und künstlichen, kohlensäurehaltigen Solbädern.

Die frei *in die Luft entweichende Kohlensäure* ist für das Bad zwecklos. Anders verhält es sich mit den Gasblasen, welche sich beim Aufsteigen direkt an die Körperoberfläche ansetzen und stellenweise haften bleiben. Sie bedecken den Körper mit einer mehr oder minder dichten Gasschicht. Diese Kohlensäureschicht übt nach meiner Auffassung ihren Einfluß auf das periphere Gefäß- und Nervensystem, nicht wie die im Wasser frei suspendierte direkt, sondern indirekt aus. Sie erreicht ihre Wirkung durch den Wärmeschutz, den sie der Körperoberfläche gewährt. Betrachtet man ein solch kleineres oder größeres Bläschen mit einer Lupe, so sieht man, daß zwischen Gasbläschen und Körperoberfläche sich immer noch eine beträchtliche Wasserschicht befindet. Es ist gerade diese Wasserschicht, welche sich bei den hier in Betracht kommenden Bädern rasch und gut erwärmt. Daher auch das Gefühl sofortiger Kühle, wenn der Badende sich etwas bewegt und dadurch diese etwas erhöht temperierte Wasserschicht entfernt. Bei ruhigem Verhalten des Badenden dehnt die wärmer gewordene Wasserschicht über der Haut die einzelnen Gasbläschen mehr und mehr aus und bewirkt, daß, während ein Teil der Gasblasen in die Luft entweicht, sich immer wieder neue an die Haut ansetzen. Dieser Wärmeschutz, den der die Haut umgebende Gasmantel bietet, ist einer der Faktoren — es kommen, wie wir sehen werden, auch noch andere hinzu —, welche bei einem selbst kühlen, kohlensäurereichen Bad das Gefühl größerer Wärme verleihen und es dadurch ermöglichen, kühlere Badetemperaturen zu verwenden. Wie weit auch noch die mechanische Wirkung der emporsteigenden Kohlensäurebläschen auf die Hautnerven und Hautgefäße hierbei eine Rolle spielt, läßt sich schwer nachweisen.

Vor mehreren Jahren hatten Senator und Frankenhäuser eine Theorie aufgestellt, nach welcher die Wirkung der Kohlensäure im Bade durch einen sogenannten thermischen Kontrast zustande käme. Diese Kontrastwirkung sollte nach diesen Autoren darin bestehen, daß das Wärmeaufnahmevermögen und Wärmeabgabevermögen beim Kohlensäuregas ein anderes sei als beim Wasser. Sie nahmen an, daß Wärmereizung von seiten der Kohlensäure in ihrer Eigenschaft als Gas mit Kältereizung von seiten des Wassers gleichzeitig zur Wirkung kommt. Abgesehen davon, daß andere Gase im Bade wie Sauerstoff oder atmosphärische Luft dieses Verhalten nicht zeigen, spricht auch schon die obige Auseinandersetzung des Verhaltens der Kohlensäure zur Körperoberfläche dagegen. Es dürfte wohl diese Lehre heutzutage kaum noch viele Anhänger haben.

Einer besonderen Betrachtung bedarf die im Wasser frei suspendierte Kohlensäure. Entfernt man z. B. — selbstverständlich unter Vermeidung jeglicher stärkeren mechanischen Einwirkung — die Kohlensäurebläschen von der Hautoberfläche durch ganz leichtes Streichen und hebt dadurch die durch die sichtbaren Bläschen bewirkte Verminderung der Wärmeabgabe nach außen auf, so bleibt nur noch die Wirkung der im Wasser frei suspendierten Kohlensäure übrig. Die leicht beweglichen Gasmoleküle, die nach H. Winternitz (Halle) nachweislich durch die Haut bis zu den inneren Organen vordringen, üben einen Reiz auf die peripheren Hautnerven aus und rufen eine intensive Wärmeempfindung hervor. Diese letztere ist nicht nur verursacht durch Reizung der die thermischen Empfindungen versorgenden Nerven, denn die gleichzeitig auftretende intensive Rötung der Haut spricht deutlich für den vasomotorischen Einfluß auf das gesamte periphere Gefäßsystem. Es wurde versucht, dieses Symptom lediglich durch Einwirkung auf die in der Haut befindlichen Kapillaren und kleinsten Arteriolen zu erklären. Doch dürfte diese Erklärung wohl nicht ausreichen. Auch die Beobachtungen, die man am Herzen selbst macht, sprechen dagegen.

Die mit Hilfe natürlicher, kohlensäurehaltiger Solbäder erzielten, durch klinische Beobachtung festgestellten Resultate fanden und finden, wie dies aus der Literatur zu ersehen ist, heutzutage in der ärztlichen Welt vielfach Bestätigung.

Ganz anders aber verhält es sich, wenn wir uns auf das Gebiet der experimentellen Forschungen begeben, welche sich in der Hauptsache mit der Wirkung der Bäder beschäftigten und zur Stunde noch angestellt werden, um festzustellen, in welcher Weise die Wirkung der balneotherapeutischen Maßnahmen zustande kommt. Da ergeben sich zunächst die Fragen:

1. Inwieweit erstrecken sich diese Einwirkungen auf das Herz selbst und inwieweit auf das Gefäßsystem?

2. Welche Faktoren spielen hier die Hauptrolle, Temperatur oder mineralische Bestandteile, und von diesen letzteren, welchen Anteil haben an dem Zustandekommen der Wirkung die Salze und welchen die Gase?

Schon in unseren ersten Arbeiten hatten mein Bruder, August Schott, und ich neben den klinischen Beobachtungen auch einige theoretische Erörterungen gegeben, in welcher Weise wir uns das Zustandekommen der Badewirkung erklärten und diese Anschauung gestützt durch Aufnahme sphygmographischer Kurven, durch Blutdruck- und Hämoglobinuntersuchungen usw. Wir kamen zu dem Schluß, daß es sich hier um eine tonisierende Wirkung aufs Herz und den gesamten Kreislaufapparat handelt und dadurch auch eine Kräftigung des Gesamtorganismus erzielt wird. Auf Grund unserer Untersuchungen haben wir dem Herzmuskelapparat den Hauptanteil an dem Zustandekommen der Resultate beigemessen. Nach dieser Richtung bewegten sich auch die Untersuchungen und Beobachtungen anderer während der nächsten Zeit. Später begannen dann Forschungen, welche sich mehr mit den vasomotorischen Einflüssen auf den Kreislauf beschäftigten, und diese beherrschten das Feld so sehr, daß der Anschein erweckt wurde, es spiele bei diesen Einflüssen auf die Zirkulation das Gefäßsystem eine wichtigere Rolle als das Herz selbst.

Andere damit im Zusammenhang stehende experimentelle Forschungen beschäftigten sich mit der Aufgabe, festzustellen, welchen Einfluß die einzelnen Badebestandteile beim Zustandekommen der Badewirkungen ausüben. Da unsere Beobachtungen an den kohlensäurereichen Thermalsolquellen von Nauheim gemacht worden waren — um einen teilweisen Ersatz zu schaffen, gaben wir auch eine Methode an, solche Bäder künstlich zuzubereiten, — so war die naturgemäße Folge, zu prüfen, welcher Einfluß auf den Zirkulationsapparat der Temperatur, und welcher den mineralischen Bestandteilen, also den Salzen wie auch ganz besonders der Kohlensäure, zukommt. Gerade in Bezug auf diese Fragen stellten sich in den Anschauungen verschiedener Forscher bedeutende Gegensätze ein, die sich im Laufe des letzten Dezenniums immer mehr und mehr verschärften. So behaupteten einige, daß die Temperatur fast der alleinige Faktor sei, durch welchen die Bäder wirkten, andere meinten, daß die Salze als etwas ganz Unwesentliches zu betrachten seien und nur das Kohlensäuregas seine Wirksamkeit entfalte und dergleichen mehr.

Es galt nun zu sehen, welchen Aufschluß uns die neuesten Untersuchungsmittel geben können über den Einfluß derjenigen Faktoren, welche im Bade zur Wirksamkeit gelangen. Da ein guter Teil der hier in Frage kommenden Anschauungen auf den Ergebnissen beruht, welche durch Untersuchungen mit künstlichen kohlensäurehaltigen Solbädern angestellt worden waren, mußte auch geprüft werden, ob und welche Unterschiede sich zwischen der Wirksamkeit solch künstlicher und den natürlichen kohlensäurereichen Solbädern ergeben. Zu diesem Zweck war das Naturgemäße, die Untersuchungen in Nauheim anzustellen.

Es waren ganz besonders die fleißigen und verdienstvollen Arbeiten von Otfried Müller und seinen Mitarbeitern, deren

Resultate abwichen von den Beobachtungen und Resultaten, wie ich sie vor ihm gefunden hatte. Seine Experimente erstreckten sich auf Beobachtungen mit Süßwasserbädern und künstlichen Nauheimer Bädern, die er so, wie wir es bereits früher angegeben hatten, und wie es heute üblich ist, mit Natron bicarbonicum und Salzsäure zubereitet hatte. Um nicht mißverstanden zu werden, möchte ich gleich an dieser Stelle betonen, daß man in klinischer Beziehung durch solche Bäder ganz befriedigende Erfolge bei Herzleidenden erzielen kann, aber — und ich habe noch im Jahre 1907 in einer in dem Boston Medical and Surgical Journal veröffentlichten Abhandlung darauf hingewiesen — völlig identisch ist die Wirkung mit der der natürlichen nicht. Aber auch schon bezüglich der Wirkungsweise der künstlichen Bäder weichen die Erklärungen von J. Strasburger wesentlich von denen Otfried Müllers ab. So schienen Nachprüfungen um so mehr geboten. Zum Teil stellte ich sie im verflossenen Jahre in Nauheim mit meinem Assistenten Degenhardt an; andere wurden von J. Strasburger, dem jetzigen Direktor der Frankfurter Poliklinik und des dortigen Therapeutikum mit seinen beiden Assistenten Max Meyer und S. Isaac angestellt. Unsere durch meinen Assistenten ausgeführten Untersuchungen erstreckten sich auf Blutdruckmessungen an Gesunden und Herzleidenden, über die hier etwas eingehender berichtet werden soll. Die ausführlichere Bearbeitung dieser Beobachtungen wird später durch Dr. Degenhardt erfolgen. Die Experimente von J. Strasburger und seinen Assistenten sind mit dem von Strasburger durch seinen Spirometer-Volumschreiber verbesserten Plethysmographen und dem O. Frankschen Spiegel- oder optischen Sphygmographen ausgeführt.

Die Blutdruckuntersuchungen an Gesunden wie an Kranken sind derart vorgenommen worden, daß je 15 Minuten lang vor dem Bad, dann in dem Bade und noch 15 Minuten nach beendetem Bad fortlaufend Maximal- und Minimaldruck, Pulsfrequenz und Respiration beobachtet und notiert wurden. Sie geschahen mit all den hierbei notwendigen Vorsichtsmaßregeln. Um jede psychische Beeinflussung möglichst auszuschalten, war für die größte Ruhe in der Umgebung des zu Untersuchenden gesorgt. Fast stets war nur mein Assistent und derselbe Badediener, in einzelnen Fällen ich selbst zugegen. Die Zimmertemperatur wurde zwischen 20—22° C gehalten, um Frost- oder Hitzegefühl zu vermeiden, und auch in hygienischer Beziehung für Luftwechsel gesorgt, damit nicht dumpfe Luft die Atmung behindern könne. Die zu untersuchende Person wurde nach dem Auskleiden mit warmen, wollenen Tüchern bedeckt, und nachdem der Riva-Roccische Tonometer mit der breiten v. Recklinghausenschen Manschette angelegt war, wurde nun mit den Beobachtungen begonnen. Vorher waren, wie schon erwähnt, durch längere Zeit hindurch abwechselnd die verschiedenen Messungen des systolischen und diastolischen Blutdrucks, der Pulsfrequenz und der Atmung vorgenommen worden, weil dadurch eine genauere Kontrolle ermöglicht wird, als wenn nur eine einzelne Messung als Ausgangszahl festgestellt wird. Nach beendigtem Bade, das heißt, nachdem das Wasser abgelaufen war, wurde die Versuchsperson, immer die halbliegende Stellung in der Wanne beibehaltend, vorsichtig abgetrocknet, wiederum mit warmen Tüchern bedeckt, und die Beobachtungen wurden dann fortgesetzt. Der systolische oder maximale Blutdruck wurde palpatorisch, der diastolische oder minimale Blutdruck nach der Methode von Korotkow festgestellt, welch letztere den wissenschaftlichen Anforderungen vollständig gerecht wird; und zwar wurde sowohl das Tonmaximum als auch das vollständige Verschwinden des Tons berücksichtigt. Das Ablesen am Manometer geschah immer so, daß das Quecksilberniveau sich mit den Augen des Ablesenden in gleicher Höhe befand. Alle Messungen wurden von demselben Assistenten vorgenommen, denn dadurch ist, abgesehen von der für den zu Untersuchenden notwendigen, psychischen Ruhe, die Gleichmäßigkeit der Beobachtung am besten gewährt. Während dieser, $^3/_4$—1 Stunde dauernden Beobachtung wurden die Untersuchungen fortlaufend gemacht; auch hierdurch kommt den gewonnenen Zahlen ein viel sicherer Wert zu, als wenn nur in großen Zwischenräumen Beobachtungen angestellt werden. Selbstverständlich wurden bei derselben Person die Experimente stets zu derselben Zeit und zwar vormittags gemacht, und auch die Nahrungsaufnahme war vor dem Bad jedesmal dieselbe.

Die gesunden Versuchspersonen, bei denen längere Beobachtungsreihen gemacht wurden, waren ein 31jähriger Anstreicher B. S., ein 39jähriger Anstreicher A. B. und ein 19jähriger Hausbursche U. Bei all diesen Männern, die vorher nie krank waren, ergab die lokale Untersuchung absolut gesunde Organe.

Blutdruckuntersuchungen an Gesunden.

Was die Blutdruckverhältnisse in Süßwasserbädern anlangt, so ist durch frühere Untersuchungen und vor allem durch Otfried Müller sowie J. Strasburger festgestellt, daß im kühlen Süßwasserbad im allgemeinen der Blutdruck über dem Ausgangswert steht. Nach O. Müller ist dieses stets der Fall, nach Strasburger kommen allerdings auch sekundäre Senkungen bis zum Ausgangs-

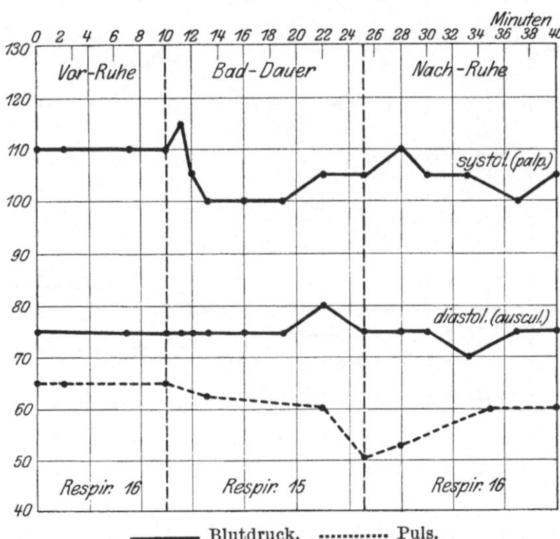

Fig. 1. B. S. Sprudelbad der Quelle VII, 27° C, 15 Min.

werte oder sogar auch darunter vor; doch stimmt auch Strasburger damit überein, daß durchschnittlich im kühlen Süßwasserbad der Blutdruck erhöht ist.

Die Resultate unserer Untersuchungen an den oben genannten Gesunden mit natürlichen, kohlensäurehaltigen Thermalsolbädern, die ich hier in Kurven wiedergebe, sind nun die folgenden:

Kurve Nr. 1 gibt die Einwirkung eines Nauheimer Sprudelbades der Quelle VII von 27° C und 15 Minuten Dauer wieder.

Sie zeigt, daß trotz der niedrigen Temperatur nach anfänglicher Drucksteigerung eine so starke Drucksenkung unter das Ausgangsniveau erfolgt, wie sie sich beim Süßwasserbad derselben Temperatur wohl kaum findet. Ein ähnliches Verhalten zeigt eine Reihe von Kurven, welche wir ebenfalls durch kühle Sprudelbäder erhalten haben. Das Markante ist, daß nach der anfänglichen Blutdrucksteigerung, die auch hier um so größer, je kühler die Badetemperatur ist, die darauffolgende Senkung unter das Ausgangsniveau zurückgeht. So zeigt dies z. B. auch die Kurve Nr. 2.

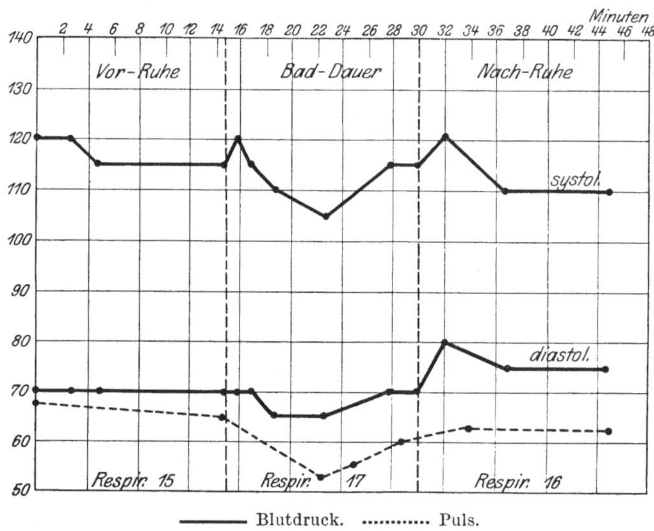

Fig. 2. B. S. Sprudelbad der Quelle VII, 27° C, 15 Min.

Im Gegensatz zu dem Durchschnittsverhalten im kühlen Süßwasserbad ist nur in 4 Versuchen unter 13 der Blutdruck während des Sprudelbades über dem Ausgangswert geblieben.

Gibt man Sprudelbäder, deren Temperatur über dem Indifferenzpunkt liegt, die aber noch nicht ausgesprochen heiß sind, so findet man eine starke Blutdrucksenkung während der ganzen Dauer des Bades. Es ist dies ja ohne weiteres verständlich, denn auch das einfache Süßwasserbad dieser warmen Temperaturen erniedrigt ja bekanntlich den Blutdruck. Daß aber die Blutdrucksenkung bei natürlichen Sprudelbädern dieser Temperatur durch den gefäßerweiternden Einfluß der CO_2 wohl noch stärker ausfällt als im einfachen Süßwasserbad, geht aus der Kurve Nr. 3 deutlich hervor. Hier finden wir die beträchtliche Senkung von 15 mm Hg.

Bemerkenswert aus den Ergebnissen unserer Versuche mit Sprudelbädern, deren Temperaturen unter dem Indifferenzpunkt liegen, ist die Tatsache, daß solche Sprudel-

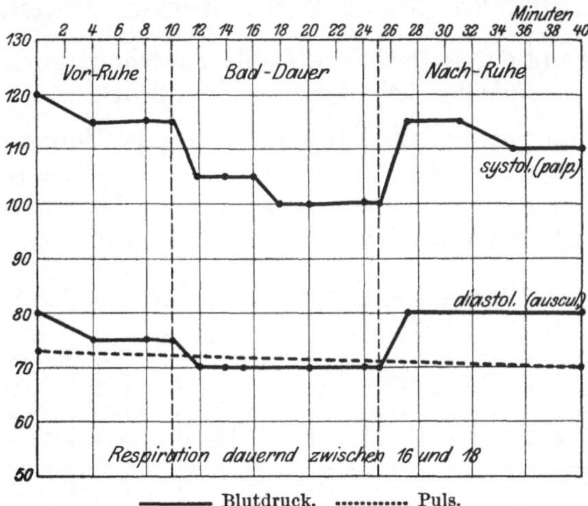

Fig. 3. B. S. Sprudelbad der Quelle VII, 36° C, 15 Min.

bäder, die, wenn sie nur durch ihre Temperatur wirkten, eine Blutdruckerhöhung zur Folge hätten, durch ihren Gehalt an mineralischen Bestandteilen und vor allem durch die im natürlichen Bad zur vollen Wirksamkeit gelangende CO_2 nun in einem sehr großen Prozentsatz der Fälle eine Blutdrucksenkung hervorrufen. Aus diesen Versuchen an gesunden Personen ergibt sich also eine so stark gefäßerweiternde Wirkung der natürlichen Sprudelbäder, wie wir sie weder beim Süßwasserbad noch beim künstlichen CO_2-Bad der entsprechenden Temperaturen kennen.

Blutdruckmessungen an Herzleidenden.

a) Einwirkung der natürlichen, kohlensäurehaltigen Thermalsolbäder bei niedrigem Blutdruck.

Recht interessante Aufschlüsse geben uns die Untersuchungen des systolischen und diastolischen Blutdrucks bei Herzkranken. Bei gesunden Personen ist infolge ausgiebiger Gefäßerweiterung der Blutdruck durch das Sprudelbad vielfach niedriger geworden.

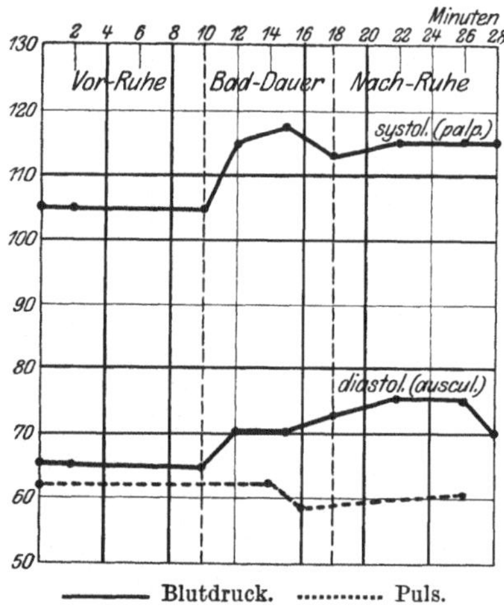

——— Blutdruck. .... Puls.

Fig. 4. S., Kaufmann. 19 Jahre. Debilitas musculi cordis, Dilatatio ventriculorum amborum. Sprudelbad der Quelle VII, 30° C, 8 Min.

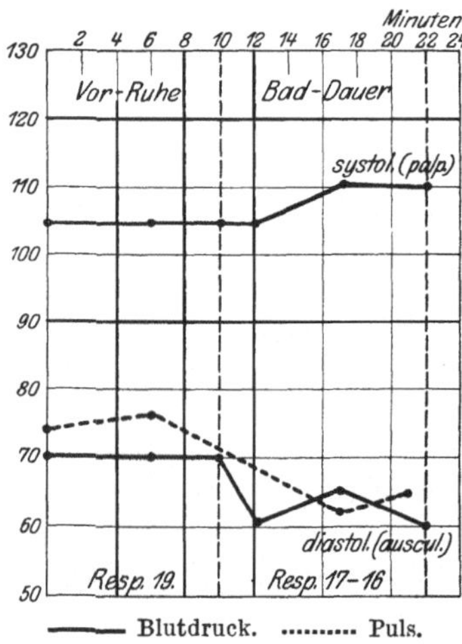

——— Blutdruck. .... Puls.

Fig. 5. A., Kaufmann. 38 Jahre. Debilitas musculi cordis, Dilatatio ventr. dextr. Thermalsprudelbad der Quelle VII, 32,5° C, 12 Min.

Bei den Herzleidenden darf man, wenn keine arteriosklerotischen Prozesse vorhanden und die Gefäßwände noch elastisch sind, dieselbe gefäßerweiternde Wirkung voraussetzen. Demnach müßte im kohlensäurereichen Thermalsolbad bei den mäßig kühlen Temperaturen von 30—32$^1/_2$° C ein durch das geschwächte Herz schon vorher erniedrigter Blutdruck noch weiter sinken. Nun zeigt sich, wie dies aus unseren Kurven ersichtlich ist, gerade das Gegenteil, nämlich: der **niedrige Blutdruck steigt** und bleibt auch meist längere Zeit hindurch auf dem erreichten, höheren Niveau.

Dieser Umstand weist darauf hin, daß hier noch ein Faktor vorhanden ist, der die Blutdrucksenkung, die durch Gefäßerweiterung zu erwarten gewesen wäre, überkompensiert hat. Und dieser Faktor kann nur das Herz selbst sein. Nun habe ich in meinen verschiedenen Arbeiten darauf hingewiesen, wie man mit Hilfe der Inspektion, Palpation, Perkussion und Auskultation die durch das Bad hervorgerufene stärkere Tätigkeit des Herzens am Herzen selbst deutlich wahrnehmen kann. Diese Beobachtungen sind von vielen Autoren sowohl in Deutschland wie auch

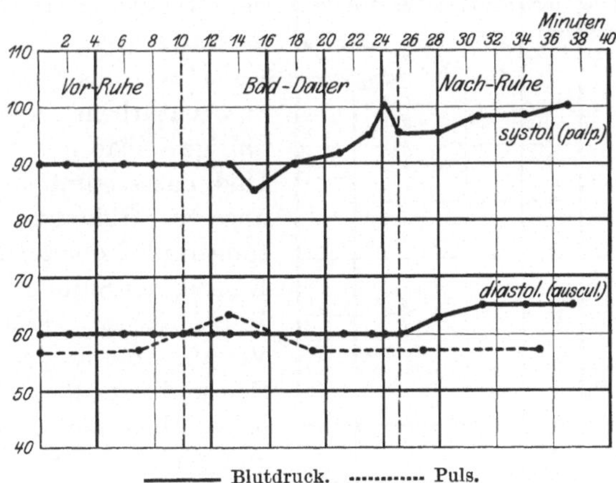

——— Blutdruck. ------- Puls.

Fig. 6. C. M., Fabrikant. 53 Jahre. Insufficientia mitralis. Thermalsprudelbad der Quelle VII, 31,5° C, 15 Min.

in England und Amerika bestätigt worden, so daß ich auf diesen Punkt wohl kaum näher einzugehen brauche. Ich erinnere nur daran, daß bei relativer Herzmuskelinsuffizienz Geräusche oft verschwinden, daß infolge stärkerer und langsamerer Herzaktion schwache Herztöne lauter werden, eine Tachykardie oder Arythmie verschwinden kann und dergleichen mehr. Im übrigen weist auch das Gesamtverhalten der Patienten auf die Kräftigung des Herzens hin.

Dieses Kräftigerwerden der Herzaktion wird hier in einwandfreier Weise bestätigt durch das zutage tretende Verhalten der

Blutdruckamplitude, welche in unseren Versuchen fast ausnahmslos erheblich gestiegen ist, und zwar zeigt der Blutdruck bei den verschiedenen Patienten dasselbe Verhalten, seien es Schwächezustände des Herzmuskels rein funktioneller Art oder solche des Herzmuskels, auf der Basis eines Klappenfehlers entstanden, wie beispielsweise im Falle C. M., Kurve Nr. 6. Auf Grund der Tatsache, daß in unseren Fällen der mittlere Blutdruck immer entweder ganz gleich oder fast gleich geblieben ist, muß geschlossen werden, daß das Verhalten der Amplitude nicht beeinflußt gewesen sein kann von Veränderungen der Elastizität oder des Tonus der Gefäße. Es ergibt sich demnach aus der Steigerung der Amplitude, daß das Schlagvolumen des Herzens durch das natürliche kohlensäurehaltige Solbad gestiegen ist. Und das stimmt ja auch mit unseren früheren Beobachtungen über den tonisierenden Einfluß der Sprudelbäder aufs Herz überein. Eine mäßige Verlangsamung der Respiration und vor allem eine deutliche Abnahme der Pulsfrequenz waren fast ausnahmslos zu konstatieren.

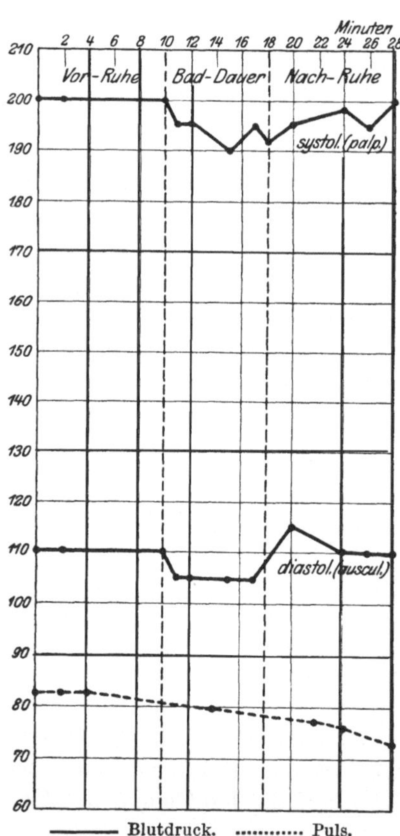

Fig. 7. St., Kaufmann. Arteriosklerosis, Myocarditis, Nephritis. Thermalbad der Quelle VII, 34° C, 18 Min.

b) Einwirkung der natürlichen Nauheimer Bäder bei hohem Blutdruck (Hypertonie).

Schon in einigen früheren Arbeiten habe ich darauf hingewiesen, daß bei richtiger Methodik mit Hilfe der Nauheimer Bäder ein abnorm hoher Blutdruck heruntergehen kann und auch wirklich heruntergeht.

Die Kurve Nr. 7 zeigt, wie während eines Thermalbades der Quelle VII von 34° C der hohe Blutdruck von 200 mm Hg auf 190—192 mm Hg zurückgeht.

Im Falle des Dr. W. war bei einer Temperatur des Sprudelbades der Quelle Nr. VII von 30° C der Blutdruck von vorher

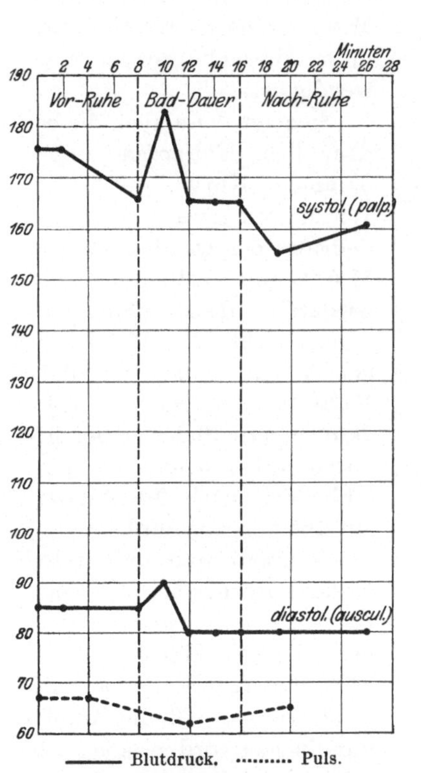

—— Blutdruck. .... Puls.

Fig. 8.
Dr. W., Arzt. 56 Jahre. Arteriosklerose, Stenosis aortae, Myocarditis. Sprudelbad der Quelle VII, 30° C, 8 Min.

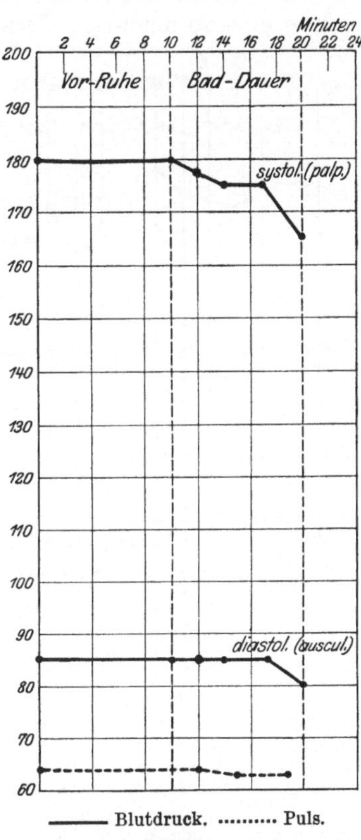

—— Blutdruck. .... Puls.

Fig. 9.
Dr. W., Arzt. 56 Jahre. Arteriosklerose, Stenosis aortae, Myocarditis. Sprudelbad der Quelle XIV, 31,5° C, 10 Min.

175 mm Hg in der Ruhe innerhalb der ersten Minute im Bad auf 186 mm Hg gestiegen, ging aber unter dem starken Einfluß des Bades auf Herz und Gefäßsystem während und nach dem Bad auf 165 bzw. 155—160 mm Hg zurück. Diese starke Anfangssteigerung ist in Fällen von solch hohem Blutdruck für

das Herz und für die Gefäße nicht ganz gleichgültig. Es ist leicht ersichtlich, daß hierdurch Verschlimmerungen entstehen können, und deshalb müssen für den Beginn der Behandlung hier die kühlen Temperaturen vermieden, vielmehr zunächst wärmere Bäder verwendet werden. Diese natürlichen Sprudelbäder entfalten eine so mächtige Wirkung, daß, wie bei allen eingreifenden Mitteln, eine genaue Kenntnis ihrer Anwendungsweise notwendig ist.

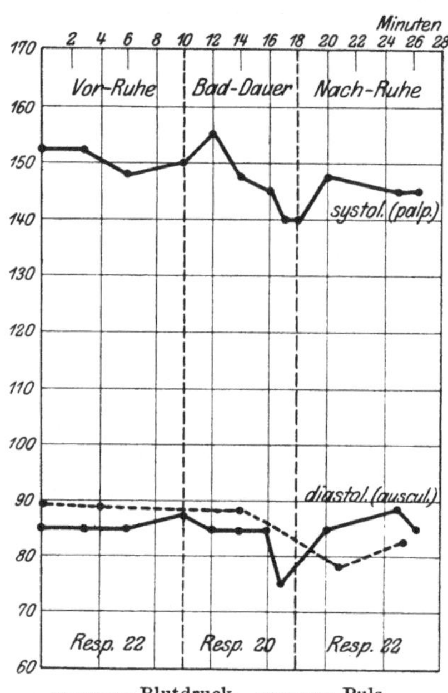

Fig. 10. P., Kaufmann. 51 Jahre. Myocarditis, Angina pectoris, Arteriosklerose, Dilatatio ventriculorum amborum. Sprudelbad der Quelle VII, 30,5° C, 8 Min.

So zeigt denn auch die bei demselben Patienten aufgenommene Kurve, welche die Wirkung eines wärmeren Sprudelbades der Quelle XIV von 31,5° C und 10 Minuten Dauer wiedergibt, diese Anfangssteigerung nicht. Der Blutdruck, der in der Ruhe vor dem Bade 180 mm Hg war, geht dann innerhalb der ersten Minuten auf 175 mm Hg und schließlich nach 10 Minuten auf 165 mm Hg zurück.

Während nun der systolische Blutdruck heruntergeht, zeigt sich bei den meisten hierher gehörigen Fällen — meist Fälle von Arteriosklerose und Nephritis —, daß die Amplitude kleiner wird, was ja auch ganz verständlich ist. Man findet bekanntlich in diesen Fällen von hohem Blutdruck eine große Amplitude, das heißt einen großen Abstand zwischen systolischem und diastolischem Druck, also eine sehr große Druckzunahme bei jedem einzelnen Herzschlag. Die sehr hohe Amplitude bei hohem Blutdruck ist dadurch hervorgerufen, daß auf diesem Druckniveau die weitere Dehnbarkeit der Gefäße nur noch sehr gering ist. Denn die Elastizitätsverhältnisse des Arteriensystems sind nicht dieselben wie die eines Gummischlauches, in dem gleichmäßig zunehmende

Belastung auch immer den gleichen Dehnungszuwachs bedingt. Die Dehnbarkeit der Arterien, die bei geringer Belastung groß ist, nimmt vielmehr bei höherem Druck rasch ab; infolgedessen bedingt jeder Füllungszuwachs in der schon gespannten Arterie eine ganz außerordentliche Druckerhöhung. Dasselbe Schlagvolumen des Herzens, das bei geringer Spannung in der Arterie eine mäßige Druckerhöhung erzeugt, ruft bei starker Spannung eine viel größere Druckerhöhung (-Amplitude) hervor. Geht nun während der Badekur der mittlere Blutdruck herunter, so sind die Gefäße wieder der Dehnung zugänglicher, und derselbe Druckzuwachs wie vorher zeigt nun eine kleinere Amplitude. Das Kleinerwerden der Amplitude ist die automatische (rein physikalische) Folge des sinkenden Blutdruckes. Ob Änderungen des Schlagvolumens hier mitspielen, läßt sich in diesen Fällen aus der Amplitude selbst nicht ersehen, doch gibt uns die übrige klinische Beobachtung darüber einigen Aufschluß. Außer den obigen Kurven illustrieren auch noch die einer größeren Zahl entnommenen Kurven Nr. 10 deutlich die beschriebenen Verhältnisse.

Der auf diese Weise herabgesetzte Blutdruck bleibt, wie ich hinzufügen will, in der Regel lange Zeit hindurch auf dem erniedrigten Niveau. Selbstverständlich ändert sich auch das klinische Bild im Zusammenhang mit diesen Veränderungen des Blutdrucks, was später noch näher besprochen werden soll.

Wirkung der Widerstandsgymnastik.

Die Methode unserer Widerstandsgymnastik wird noch ausführlicher beschrieben werden. Während das Bad von den sensiblen Hautnerven aus wirkt, geht der Reiz der sich bewegenden Muskeln durch andere Bahnen zum Gehirn, gelangt von da durch den Vagus zum Herzen und ruft auf diesem Wege die verlangsamende Wirkung hervor. Verlangsamung der Pulsfrequenz und Verbesserung der Atmung werden durch die Gymnastik bewirkt. So zeigt es sich denn, daß auch die Blutdruckkurven durch die Widerstandsgymnastik in ähnlicher Weise beeinflußt werden wie durch die Sprudelbäder, wie dies die folgenden Kurven zeigen.

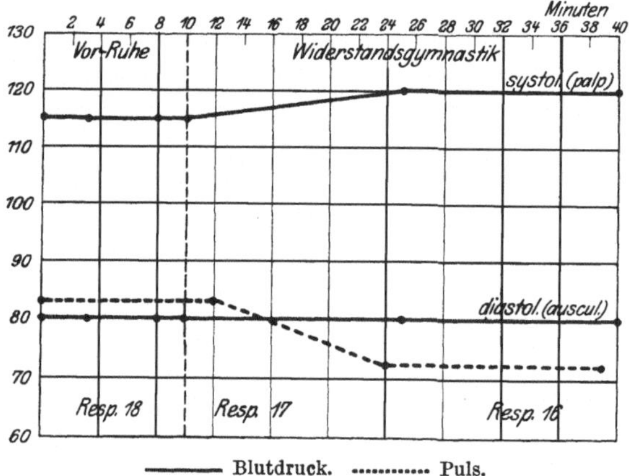

——— Blutdruck. .... Puls.

Fig. 11. C., Kaufmann. 26 Jahre. Debilitas musculi cordis, Dilatatio ventriculi sinistri. 30 Minuten Widerstandsgymnastik.

a) Wirkung der Widerstandsgymnastik bei niedrigem Blutdruck.

Aus diesen Kurven geht hervor, daß der vorher niedrige Blutdruck durch den Einfluß der Widerstandsgymnastik gestiegen ist.

b) Wirkung der Widerstandsgymnastik bei hohem Blutdruck.

Hier hat, wie diese Kurven beweisen, die Widerstandsgymnastik Erniedrigung des vorher abnorm hohen Blutdrucks bewirkt.

Der Einfluß der Widerstandsgymnastik, welcher des öfteren von mir beschrieben wurde, ist vielfach von anderen bestätigt worden, so auch in einer ausführlichen Arbeit von Tiedemann und Lund. Auch sie fanden, daß mit Hilfe passender (manueller) Widerstandsgymnastik geschwächte Herzen derart gekräftigt werden, daß Kompensationsstörungen beseitigt wurden. Auch bei ihren Fällen zeigte sich, daß vorhandene Dyspnöe schwindet, der Puls voller und kräftiger wird und Ödeme schwinden sowie ferner, daß in Fällen von hohem Blutdruck durch Beseitigung der Widerstände im Gefäßsystem der hohe Blutdruck niedriger wird. Ebenso geht auch aus den von Tiedemann und Lund beschriebenen Fällen hervor, daß eine fortgesetzte Widerstandsgymnastik eine Übung und Kräftigung des Herzens zur Folge hat, ganz in Übereinstimmung mit den früher von uns gefundenen Tatsachen.

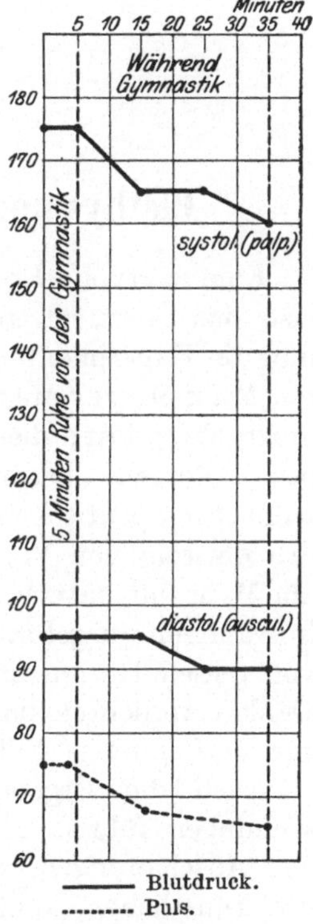

Fig. 12. Dr. W., Arzt. 56 Jahre. Arteriosklerose, Stenosis aortae, Myocarditis. 30 Minuten Widerstandsgymnastik.

Plethysmographische Untersuchungen.

Eine wertvolle Ergänzung meiner sich mehr auf das Zentrum, also das Herz, erstreckenden Blutdruckuntersuchungen liefern nun die Experimente, welche Strasburger mit seinem Assistenten Max Meyer angestellt hat, und zwar mit Hilfe der Plethysmographie; durch diese erhalten wir Auskunft über das Verhalten des Volumens peripherer Gefäße unter den verschiedensten balneotherapeutischen Einflüssen. Die Versuche wurden nach den notwendigen Vorversuchen im Therapeutikum zu Frankfurt am Main mit natürlichen Sprudelbädern im verflossenen Herbste in Nauheim ausgeführt. Die ausführlicheren Mitteilungen werden von diesen Herren an anderer Stelle erfolgen. In bin ihnen zu Dank verpflichtet, daß sie mir für diese Arbeit einige Ergebnisse zur Verfügung gestellt haben.

Auch die Ergebnisse dieser plethysmographischen Untersuchungen führen zu Schlüssen, die wesentlich abweichen von den Anschauungen, wie sie Otfried Müller auf Grund seiner mit künstlichen, kohlensäurehaltigen Solbädern gemachten Versuche festgelegt zu haben glaubte. Nach letzterem wird die Wirkung solcher Bäder auf das Volumen des peripheren Gefäßsystems fast ausschließlich durch die Temperatur des Bades bedingt und der CO_2 im Bade nur ein sehr geringer Einfluß auf das Verhalten der Gefäße zugeschrieben. Demgegenüber hat bereits Arthur Hirschfeld durch seine ebenfalls mit Hilfe künstlicher kohlensäurehaltiger Bäder gemachten plethysmographischen Versuche gefunden, daß im Gegensatz zu O. Müllers Ergebnissen vielmehr auch das künstliche CO_2-Bad nicht wie das Süßwasserbad derselben (kühlen) Temperatur, eine Gefäßkontraktion, vielmehr eine leichte Gefäßerweiterung bewirkt. Diese Differenzen sind bedingt, wie dies aus den Hirschfeldschen Untersuchungen hervorgeht, durch eine Reihe von nicht ganz einwandfreien Anordnungen der Experimente von O. Müller. Noch deutlicher ergibt sich diese Gefäßerweiterung aus den eben erwähnten neuesten plethysmographischen Untersuchungen von **Strasburger** und **Meyer**.

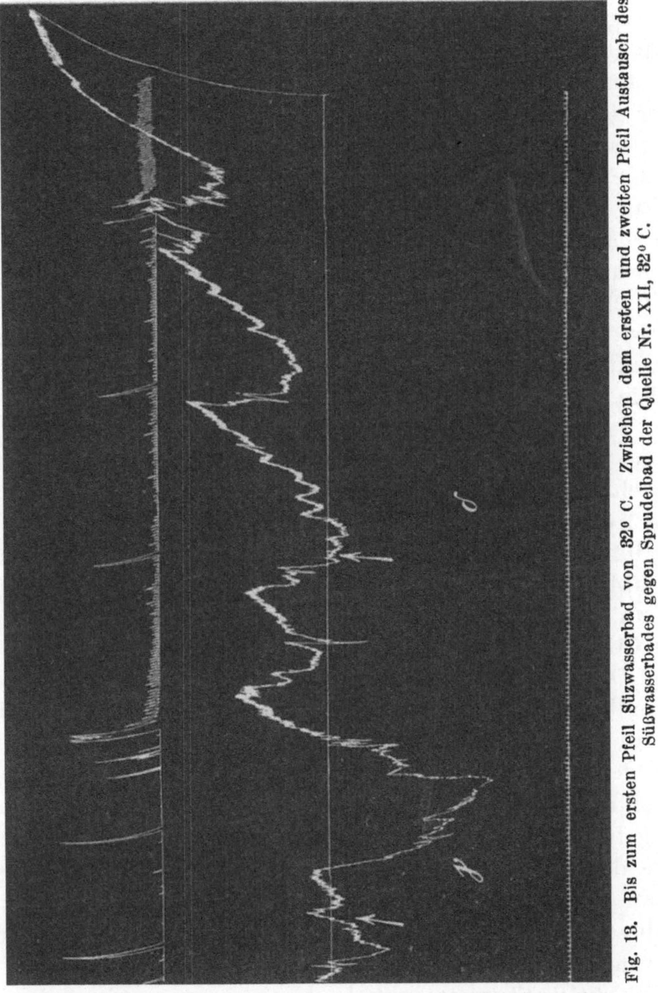

Fig. 13. Bis zum ersten Pfeil Süzwasserbad von 32° C. Zwischen dem ersten und zweiten Pfeil Austausch des Süßwasserbades gegen Sprudelbad der Quelle Nr. XII, 32° C.

Aus den einer größeren Versuchsreihe entnommenen und mir zur Verfügung gestellten Kurven geht bei einem Vergleich zwischen einem Nauheimer Sprudelbad mit einem gleich temperierten

Süßwasserbad folgendes hervor: Nach kurzer primärer Kontraktion tritt auf den Salz-Kohlensäurereiz eine erst rasch, dann allmählich zunehmende beträchtliche Gefäßerweiterung ein, so daß der Stand der Kurve zum Schluß ganz erheblich über dem Ausgangsniveau steht, auf dem sie vor dem Bade längere Zeit konstant sich erhalten hatte. Diese Kurve unterscheidet sich durchaus von den Kurven, welche O. Müller durch künstliche Bäder gewonnen hat, bei denen er regelmäßig Gefäßverengerung fand, während in diesen Versuchen in Nauheim als Regel eine Gefäßerweiterung gefunden wurde.

Daß O. Müller andere Resultate erhalten hat, hängt vielleicht damit zusammen, daß er im künstlichen CO_2-haltigen Solbad seine Versuche gemacht hat, und daß möglicherweise die spezifische, gefäßerweiternde Wirkung dieser Bäder nicht so groß ist, so daß das Moment des Kältereizes überwiegt und Gefäßkontraktion macht. Es könnte sich aber auch um folgendes handeln.

Es ist schon von anderer Seite betont worden (E. Weber), daß der Stand der plethysmographischen Kurve durch die Atemtätigkeit beeinträchtigt werden kann, indem nämlich durch vertiefte Atmung der Abfluß des Blutes aus den Venen befördert wird, infolgedessen das Volumen der Extremitäten, aus denen das Blut abfließt, sinken muß.

Nun entweicht bekanntlich aus dem künstlichen Bad viel mehr CO_2 in die atmosphärische Luft. Es wird infolgedessen viel mehr CO_2 eingeatmet, und die Atmung wird vertieft, was zu einem Sinken der plethysmographischen Kurve führen kann. Daß dieser Umstand in erheblichem Maße mitspielen kann, möge an nebenstehender Kurve Nr. 14 gezeigt werden.

Bei diesem Versuche wurde in die mit heißem Süßwasser halb gefüllte Wanne kühles Sprudelwasser eingelassen. Dadurch wurde das Entweichen der Kohlensäure begünstigt. Wir sehen nun an dem oberen Teil der Kurve, der die Atmung darstellt, wie diese ganz außerordentlich vertieft und unregelmäßig wird, was wohl auf einen dyspnoischen Zustand schließen läßt, und wie zugleich die plethysmographische Kurve ausgesprochen gesunken ist, auch ziemlich starke Schwankungen aufweist, aber sich nicht wieder erhebt. Es ist sehr wohl denkbar, daß eine relative Gefäßerweiterung trotzdem bestanden hat, aber infolge des zweifel-

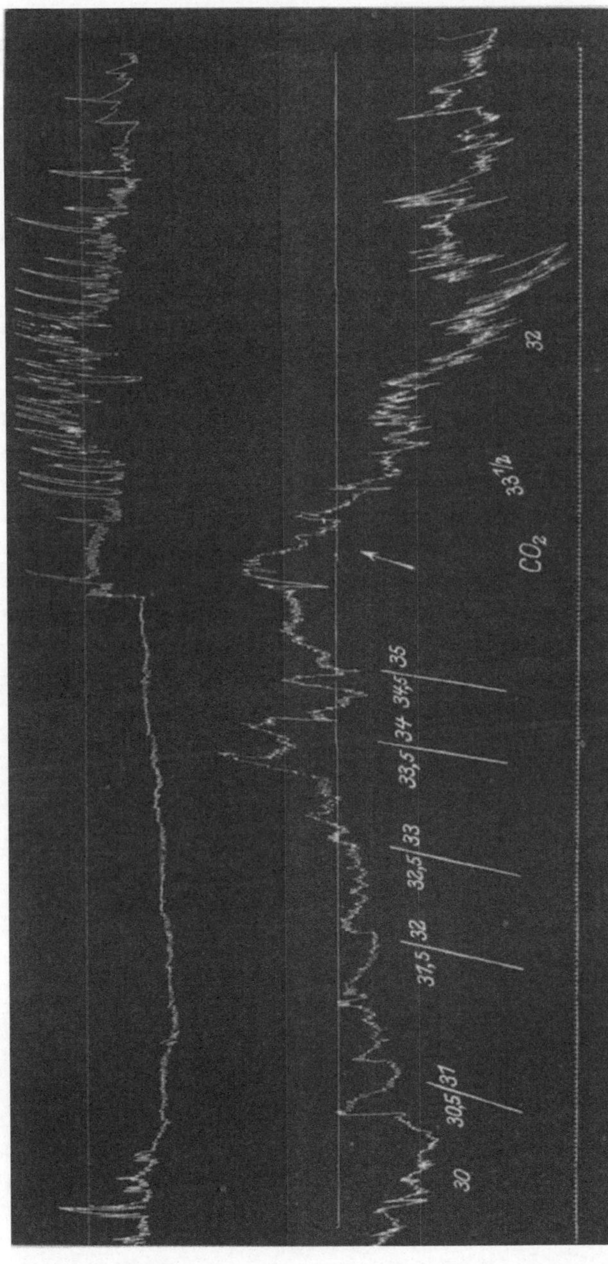

Fig. 14. Süßwasserbad von 30—35° C. Vom Pfeil ab Sprudelbad der Quelle XII 33,5—32° C.

los stark vermehrten Blutabflusses auf der Kurve nicht mehr zum Ausdruck kommt.

Die starke gefäßerweiternde Wirkung der natürlichen Sprudelbäder gegenüber den gleich temperierten Süßwasserbädern und auch gegenüber den künstlichen Kohlensäurebädern geht aus weiteren, von Strasburger und Meyer erhaltenen Kurven deutlich hervor.

Ein zuverlässiges Hilfsmittel, um Veränderungen des Gefäßsystems zu studieren und insbesondere Klarheit zu gewinnen über den Einfluß von Vasomotorenmitteln auf den peripheren Kreislaufapparat, sind bekanntlich Bestimmungen der Zeitdifferenz zwischen dem Auftreten der Pulswelle an einem Gefäß nahe dem Herzen und weiter an der Peripherie. Je stärker die Spannung in einer Strombahn ist, um so rascher ist die Fortpflanzung der Blutwelle im Gefäß; je weniger gespannt die Strombahn, um so langsamer ist die Fortpflanzungswelle. Nachlaß der Spannung, besonders wenn sie deutlich ausgesprochen ist, ist ein Zeichen der Gefäßerweiterung. Kennen wir die Streckenlänge und finden darin Veränderungen im zeitlichen Ablauf, so können wir erkennen, ob das Gefäß weiter oder enger geworden ist. Ein ausgezeichnetes Instrument, zweifellos bei weitem das vollkommenste, das wir jetzt besitzen, ist hierfür der O. Franksche optisch registrierende Sphygmograph, auf dessen Vorzüge an anderer Stelle noch eingegangen werden soll. Dieser Apparat setzt uns in den Stand, bei rasch bewegter Trommel Differenzen von weniger als $^1/_{100}$ Sekunde im Ablauf einer Pulsbewegung bequem zu messen. Die Differenzen in den vorliegenden Versuchen wurden teils zwischen Arteria subclavia und Arteria radialis oder zwischen Karotis und Radialis gemessen.

Pulsverspätung.

Die photographischen Pulsbilder wurden, um den Vergleich und die Messung zu erleichtern, so eingestellt, daß beide Pulse am photographischen Film genau übereinander aufgeschrieben wurden. Wie zu ersehen, beginnt normalerweise der Radialpuls später anzusteigen als der Subklavia- oder Karotispuls. Ändern sich nun diese Differenzen zwischen zentralem und peripherem Gefäß, was durch Messung an den Fußpunkten der Kurven konstatiert werden kann, so läßt sich durch diese zeitliche Differenz auch der Tonus der Gefäße beurteilen, falls und soweit nicht starke Veränderungen des Schlagvolumens mit in Betracht kommen. Eine Gefäßkontraktion ergibt ein früheres Eintreffen des Pulses, eine Gefäßerweiterung eine Pulsverspätung. Die Kurven Nr. 15—18 mit ihren Zahlen geben nun über diese zeitlichen Differenzen genauen Aufschluß.

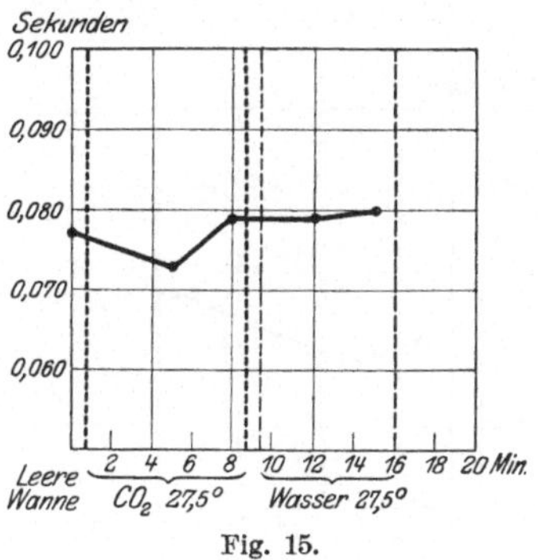

Fig. 15.

Während nun Otfried Müller und Veiel in ihren Versuchen mit künstlichen, kohlensäurehaltigen Solbädern mit indifferenten Temperaturen oder solchen, die etwas darunter liegen, im Vergleich zu einem Süßwasserbad derselben Temperatur und Zeitdauer eine Verfrühung des Pulses, also eine Gefäßkontraktion gefunden haben, zeigen die Versuche von J. Strasburger und Isaac bei einem Vergleich der natürlichen Nauheimer Sprudelbäder mit Süßwasserbädern derselben Temperatur — es wurden Temperaturen gewählt wie bei den erwähnten Versuchen von Otfried Müller — im Gegensatz zu Otfried

Müllers Ergebnissen **eine deutliche Pulsverspätung**. Aus diesen Versuchen geht also die starke vasodilatatorische Wirkung der Sprudelbäder auch von unter dem Indifferenzpunkt liegenden Temperaturen mit Sicherheit hervor.

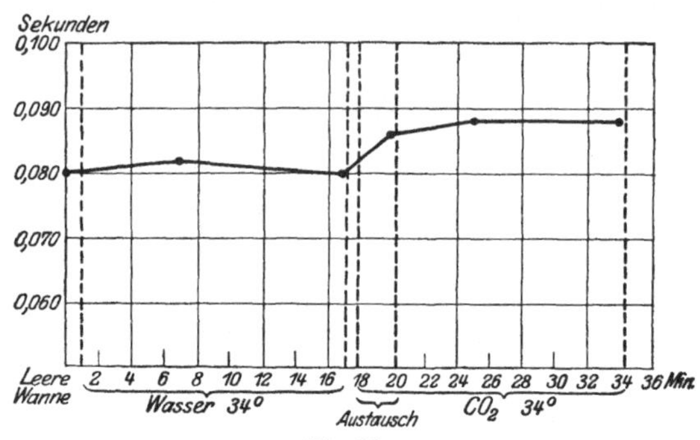

Fig. 16.

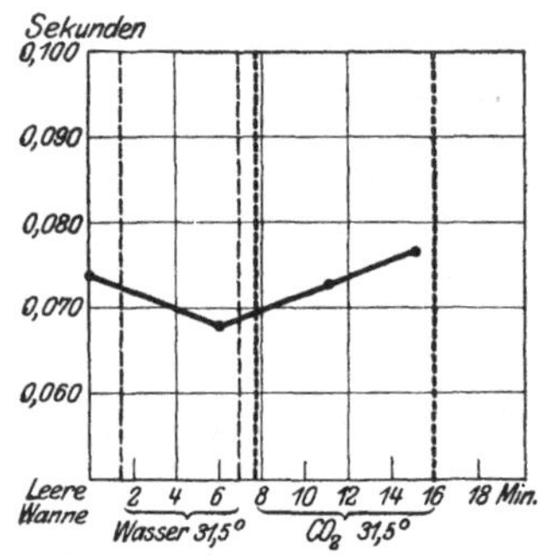

Fig. 17.

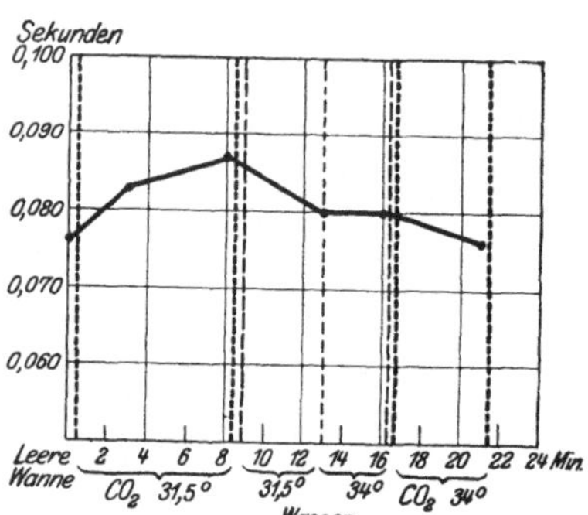

Fig. 18.

Physikalische Behandlungsmethoden.

Fassen wir nun die Resultate dieser 3 Untersuchungsreihen zusammen, so ergibt sich aus denselben im Vergleich zu früheren Untersuchungen folgendes: Natürliche kohlensäurehaltige Thermalsolbäder entfalten eine starke Einwirkung auf das Herz selbst und sind daneben noch starke Vasomotorenmittel. Sie unterscheiden sich so wesentlich von den gewöhnlichen Süßwasserbädern und künstlichen kohlensäurehaltigen Solbädern, daß daraus mit Sicherheit hervorgeht, daß der ausschlaggebende Faktor nicht nur die Temperatur sein kann, sondern daß den anderen, in den natürlichen Sprudelbädern vorhandenen Substanzen ein hervorragender Anteil an der Wirkung zukommt.

Mein Bruder und ich haben, wie bereits erwähnt, seinerzeit als erste die Zubereitung künstlicher CO_2-haltiger Solbäder angegeben und über ihre Verwendung berichtet. Die Angaben von Hilger, daß in einem solch künstlich bereiteten Bad nach kurzer Zeit keine CO_2 mehr enthalten sei, ist sicherlich nicht richtig. Bei zweckmäßiger Zubereitungsweise läßt sich nachweisen, daß selbst nach 20—30 Minuten Dauer noch freie Kohlensäure in einem solchen Bad enthalten ist. Und doch bestehen zwischen natürlichen und künstlich zubereiteten CO_2-Bädern wesentliche Unterschiede. So haben z. B. die Untersuchungen von Beerwald und von der Heide folgende 2 wesentliche Tatsachen festgestellt, nämlich:

1. In den natürlichen Bädern ist die CO_2 im Badewasser viel gleichmäßiger verteilt.

2. Aus den künstlich zubereiteten Bädern entweicht viel mehr CO_2 in die Luft[1]). Während bei einem künstlich zubereiteten

[1]) Nach den jüngsten Untersuchungen von von der Heide soll es zwar möglich sein, mit neuen Methoden der Zubereitung künstlicher Bäder viel größere Mengen von CO_2 im Bade festzuhalten. Immerhin bleiben auch dann noch bezüglich des Verhaltens der CO_2 im natürlichen gegenüber dem künstlichen Bad wesentliche Unterschiede bestehen.

Bad von 32° C nach 5 Minuten die atmosphärische Luft 5 cm über dem Wasserspiegel 7,50% CO_2 enthielt, zeigte sich in derselben Höhe nach 5 Minuten bei einem natürlichen Bad von derselben Temperatur in der atmosphärischen Luft nur 0,20% CO_2. Dieses Verhalten ist, wie dies schon aus den erwähnten plethysmographischen Untersuchungen hervorgeht, für die Atmung und dadurch auch für die Zirkulationsverhältnisse im kleinen wie im großen Kreislauf nicht ohne Bedeutung.

Es wurde bereits erwähnt, daß sich auch durch die Verwendung künstlicher Bäder zufriedenstellende Resultate erzielen lassen. Und nach dieser Richtung sind zahlreiche Publikationen außer in Deutschland auch ganz besonders in England und Amerika erschienen, welche meines Bruders und meine Angaben bestätigt haben. Aber auch die künstlichen Bäder dürfen nicht kritiklos angewendet werden. Wo dies geschieht, entstehen sehr leicht ungünstige Resultate. Auch über solche Mißerfolge finden sich in der Literatur zahlreiche Berichte, bei deren genauerem Studium die Ursachen der Verschlimmerungen und die einzelnen Fehler in der Anwendung der Bäder leicht erkennbar sind. Die richtige Dosierung der einzelnen Badeingredienzien ebenso die genaue Bemessung der Temperatur und Badedauer müssen sorgfältig kontrolliert werden. Auch erfordert der ungünstige Einfluß auf die Atmung durch das leichtere Entweichen des CO_2-Gases gewisse Vorsichtsmaßregeln seitens des Arztes. Wiederholt habe ich in meinen Arbeiten auf die Wichtigkeit dieser Punkte hingewiesen, und wir haben sowohl für die natürlichen wie auch für die künstlichen Bäder eine Bademethodik angegeben.

Was die Einwirkung der natürlichen kohlensäurehaltigen Thermalsolbäder betrifft, so ist, ganz ebenso wie bei der Digitalis, bei Gesunden der Einfluß aufs Herz selbst nicht so groß, infolgedessen kommt in dem Verhalten des Blutdrucks die Gefäßkomponente überwiegend zum Ausdruck, und da es sich um Gefäßerweiterung handelt, so sinkt der Blutdruck.

Bei den Herzleidenden ist zwar die vasomotorische Wirkung auch vorhanden, wie dies schon die Hautröte zeigt, und wir haben allen Grund anzunehmen, daß bei den Herzleidenden die Gefäßerweiterung ebenso vorhanden ist wie bei den Herzgesunden. Denn wenn wir von den Arteriosklerotikern absehen, sind nicht die Gefäße, sondern das Herz selbst krank; weshalb sollten also in diesen Fällen die Gefäße anders reagieren?[1]) Wenn in solchen Fällen der durch Herzschwäche erniedrigte Blutdruck nicht, wie dies beim normalen Herzen der Fall ist, durch das Bad noch mehr sinkt, sondern vielmehr steigt, so ist das die Folge der durch das Bad hervorgerufenen stärkeren Herzaktion. Das zeigt denn auch in unseren Versuchen sehr schön die Amplitudenvergrößerung, und zeigt vor allem auch das klinische Verhalten, in welchem sich deutlich eine tonisierende Wirkung dieser Bäder auf das Herz erkennen läßt.

Wenn man diese Unterschiede der Reaktionen von gesunden und kranken Herzen berücksichtigt und in dieser Weise ins Auge faßt, so löst sich ein Teil der Gegensätze auf zwischen den Angaben der verschiedenen Autoren, von denen einige Drucksenkung, andere Drucksteigerung fanden. Bei Zuständen von Herzschwäche ist in der Tat im allgemeinen das Steigen des Druckes ein Zeichen dafür, daß das Herz richtig reagiert und dem Patienten somit das Bad bekommen ist. Daß das geschwächte Herz auf CO_2-Bäder viel intensiver reagiert als das normale, zeigt das schon erwähnte Verhalten der Amplitude. Es war ja in früheren Versuchen auch bei Gesunden im CO_2-Bad diese Amplitudenvergrößerung gefunden worden; in meinen Versuchen bei Gesunden ist diese Amplitudenvergrößerung nicht deutlich zum Ausdruck gekommen, was wohl mit der relativ kurzen Dauer der Bäder zusammenhängt. Beim geschwächten Herzen genügt schon diese Dauer der Bäder, um die Amplitudenvergrößerung hervorzurufen, beim Gesunden bedarf es offenbar eines länger anhaltenden Reizes, um auch diese Erscheinung zur Geltung zu bringen.

Bei den Herzleidenden mit hohem Blutdruck tritt die Wirkung aufs Herz wie aufs Gefäßsystem deutlich in die Erscheinung. Bei solchen Patienten handelt es sich bekanntlich meistens um Arteriosklerose mit oder ohne Veränderungen des Klappenapparates — liegen Veränderungen vor, so sind es in der überwiegenden Zahl der Fälle die Aortenklappen, welche ergriffen sind —, und um Nierenanomalien. Das Herz, das gegen einen so hohen

[1]) O. Müller gibt an, bei Herzkranken bei Verwendung einiger Medikamente und bei lokaler Eisapplikation andere Gefäßreaktionen gefunden zu haben wie bei Gesunden. Diese Ergebnisse bedürfen aus den oben erwähnten Gründen noch der Nachprüfung.

Druck anzukämpfen hat, leidet leicht Not, und solche Arteriosklerotiker werden leicht dyspnoisch. Die Kohlensäureanhäufung im Blut und die dadurch hervorgerufene Reizwirkung aufs Atmungszentrum sind weitere Momente, um den Blutdruck zu erhöhen. Bei diesen Hypertonikern zeigt sich im klinischen Bild der Einfluß der natürlichen Sprudelbäder meist folgendermaßen: Die Atmung wird ruhiger und tiefer, die Zirkulationsverhältnisse in den Nieren bessern sich derart, daß der Albumengehalt vermindert wird, ja sogar ganz schwinden kann, auch ein Abnehmen respektive Verschwinden von hyalinen Harnzylindern ist häufig zu beobachten. Das Zusammenwirken all dieser Faktoren hat denn, wie dies die Kurven Nr. 7—10 zeigen, zur Folge, daß der vorher abnorm hohe Blutdruck erniedrigt wird.

Selbstverständlich bedürfen solche Hypertoniker einer vorsichtigen und rationellen Behandlung. Der bereits bei der Demonstration der Kurven Nr. 8 und 9 erwähnte Arzt Dr. W. hatte seinen erhöhten Blutdruck früher zu Hause zweimal nach einer Venaesektio nur vorübergehend heruntergebracht. Er kam zu mir, nachdem ihm vorher in Nauheim kühle Sprudelbäder in Form von Halbbädern verordnet worden waren. Diese kühlen Halbbäder, die naturgemäß auch noch eine Abkühlung des Oberkörpers mit sich brachten, hatten neben einigen anderen Verschlimmerungen auch noch die Einwirkung, daß der Blutdruck, anstatt abzunehmen, stark in die Höhe gegangen war. Bei einer vorsichtigen Badebehandlung ging, wie die Kurven zeigen, der abnorm hohe Blutdruck schon im Bade selbst zurück, und eine kombinierte balneologisch-gymnastische Behandlung bewirkte, daß der selbst für solche Fälle ungewöhnlich hohe Blutdruck von 225 mm Hg, mit welchem er zu mir kam, erstaunlicherweise allmählich auf 150 mm Hg zurückging und so blieb.

Ich wähle des beschränkten Raumes wegen aus einer größeren Zahl von Fällen nur noch zwei aus, welche für die im Verlauf der Behandlung beobachteten Blutdruckverhältnisse die durchschnittlich gewonnenen Ziffern wiedergeben:

Bei einem 53jährigen Kaufmann R. mit Insufficientia Aortae und Arteriosklerose fiel im Verlauf einer mit Bädern und Widerstandsgymnastik systematisch durchgeführten Behandlung der Blutdruck von 220 mm Hg auf 180 mm Hg.

Bei einem 51 Jahre alten Kaufmann P. Moycarditis cum Angina

pectoris, Adam-Stokes Phänomen und Albuminurie fiel der Blutdruck von 200 mm Hg auf 150 mm Hg.

Diese Untersuchungen lehren uns ferner, daß der Blutdruck als solcher, wie dies z. B. Huchard glaubte, für sich allein kein Maßstab für die Verwendbarkeit von kohlensäurehaltigen Bädern ist, und daß auch die Annahme von Otfried Müller nicht zu Recht besteht, daß ein Blutdruck über 180 mm Hg eine Kontraindikation für solche Bäder darbietet[1]). Die Kontraindikationen ergeben sich, wie ich dies in verschiedenen Arbeiten näher beschrieben, nur aus dem klinischen Gesamtverhalten der Patienten.

Diese hier beschriebenen, mit Hilfe unserer neuesten und vervollkommensten Untersuchungsmethoden gefundenen Tatsachen widerlegen aber auch aufs treffendste die Ansichten, die James Mackenzie in seinem Lehrbuch über Herzkrankheiten über die Wirkung der Nauheimer Bäder für die Behandlung der chronischen Herzkrankheiten äußert. Mackenzies Urteil gründet sich, soweit dies aus seinem Buch hervorgeht, sachlich nur auf einige wenige unvollkommene Blutdruckmessungen an Kranken und auf einige wenige Pulsbestimmungen an sich selbst und seinem gesunden Freund. J. Mackenzies Arbeiten über den Puls, die Einführung der mehrfachen Pulsschreibungen in die klinische Diagnostik und die aus diesen Untersuchungen für die Diagnostik von Herzaffektionen gefundenen, wichtigen Tatsachen sind allgemein bekannt. Nun wissen wir durch die physiologischen und auf mathematischer Basis aufgebauten Untersuchungen von Otto Frank, daß alle unsere bisherigen Sphygmographen, seien es die von Marey, Landois, Riegel, Dudgeon und vielen anderen, seien es die Polygraphen von Jaquet, Mackenzie usw., was die Wiedergabe von Puls**formen** anlangt, unvollkommene Instrumente sind. Die diesen Apparaten, das heißt, die ihrer Masse als solcher anhaftende Trägheit bewirkt, daß solche Instrumente Resultate liefern, die nicht einwandfrei sind. In dem optisch registrierenden Sphygmographen von O. Frank sind nun diese Fehler ausgeschaltet. Aber auch, was den rein zeitlichen Verlauf der Kurven betrifft, ist dieser Apparat wegen seiner unvergleichlich großen Empfindlichkeit gegenüber den anderen Instrumenten im Vorteil, und wir erhalten mit Leichtigkeit Aufschlüsse, welche

[1]) Wie aus einer im vorigen Jahre erschienenen Arbeit hervorgeht, scheint O. Müller nicht mehr dieser Meinung zu sein.

mit anderen Apparaten nicht zu erhalten sind. Die mit dem Frankschen Instrumente gemachten Versuche des zeitlichen Vergleichs zwischen zwei arteriellen Kurven haben ganz klare Resultate ergeben, mit denen auch die plethysmographischen Experimente vollständig übereinstimmen. Sie zeigen, daß die natürlichen Sprudelbäder eine so starke vasomotorische (vasodilatatorische) Wirkung ausüben, wie sie weder von Süßwasserbädern noch von künstlichen kohlensäurehaltigen Bädern derselben Temperatur und Dauer bis jetzt beobachtet worden sind. Der O. Franksche Apparat gibt ferner eine außerordentlich naturgetreue Wiedergabe der Pulsformen und die folgenden Pulsdiagramme Nr. 19—22 zeigen die starke Einwirkung der natürlichen Sprudelbäder auf die Pulsform.

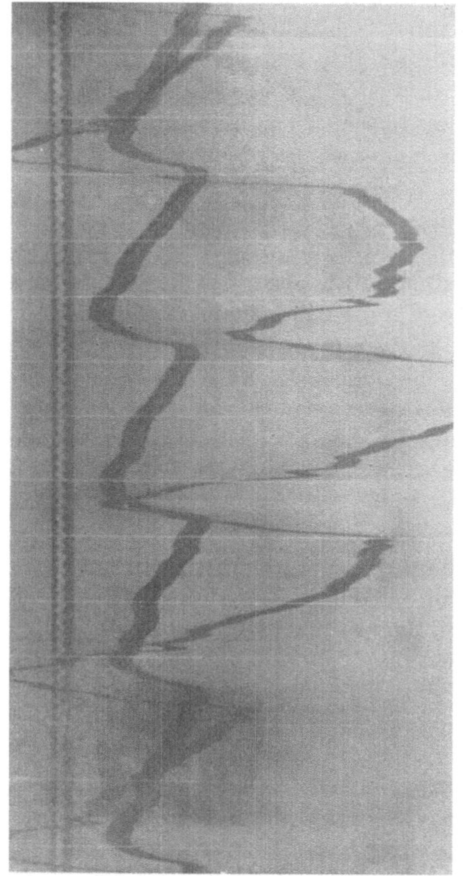

Fig. 19. In der leeren Wanne.

Über die Einwirkung aufs Herz selbst haben uns neben den direkten Beobachtungen am Herzen die Untersuchungen des systolischen und diastolischen Blutdrucks und der Pulsamplitude näheren Aufschluß gegeben. James Mackenzie schreibt nun in seinem erwähnten Buche über diese Frage: „Ich konstatiere, daß vor 10—20 Jahren, als die Ansicht vorherrschte, daß zu einem gesunden Herzen auch ein gespannter Puls gehöre, diese Bäder einen bemerkenswerten

Einfluß auf die Kräftigung des Pulses hatten und die arteriellen Drucke um 20, 30 und 40 mm Hg erhöhten. Heutzutage aber, wo die Mode herrscht, einen harten Puls weicher zu gestalten, hat

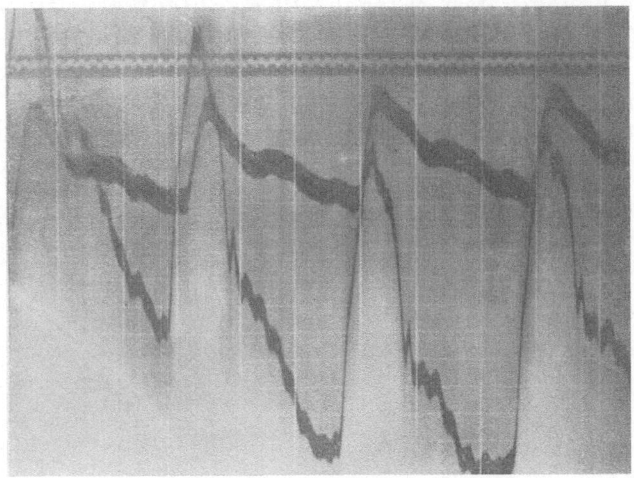

Fig. 20. Sprudelbad der Quelle XII, 29,5° C.

man herausgefunden, daß diese Quellen die merkwürdige Wirkung haben, den arteriellen Druck herabzusetzen. So hervor-

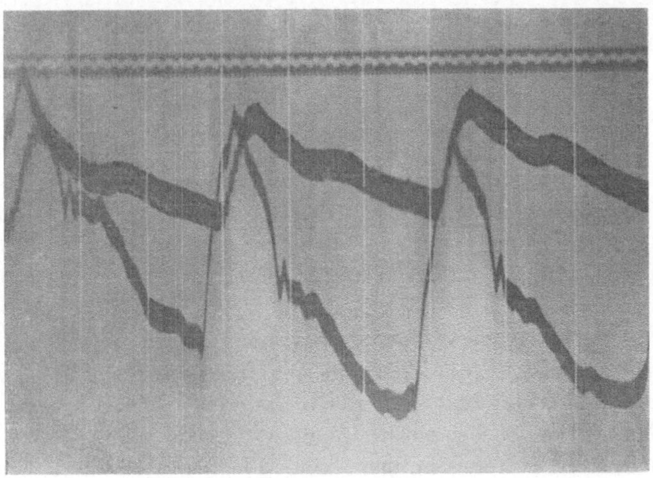

Fig. 21. Sprudelbad der Quelle XII, von 29,5° C auf 34° C erwärmt.

ragend sind diese Bäder, daß sie, wie man behauptet, imstande sind, den Druck zu erhöhen, wenn er niedrig ist, und ihn herabzusetzen, wenn er hoch ist.“ Aus unseren Versuchen geht hervor, daß tatsächlich ein niedriger Blutdruck erhöht und ein abnorm hoher Blutdruck durch eine methodische Behandlung mit natürlichen Sprudelbädern erniedrigt werden kann. Dies hatte ich bereits in mehreren Abhandlungen früher des Näheren beschrieben und meine Angaben fanden die Bestätigung einer größeren Reihe

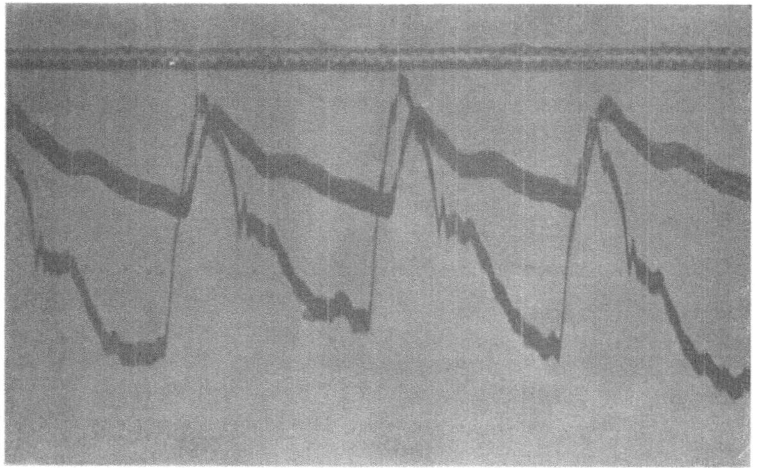

Fig. 22. Sprudelbad der Quelle XII, von 34° C durch Süßwasser von 34° C ersetzt.

Autoren des In- und Auslandes. In Deutschland zeigen es u. a. die Lehrbücher von Matthes, Romberg usw. Und so spricht denn beispielsweise auch Krehl in seinem vor wenigen Monaten in 2. Auflage in der Nothnagelschen Enzyklopädie erschienenen Handbuch „Über Herzmuskelerkrankungen“ in dieser Frage dem Urteil von James Mackenzie die Berechtigung ab.

Die Methode der Widerstandsgymnastik, wie sie von meinem Bruder und mir in die Therapie eingeführt wurde, und ihre Ergebnisse sind von uns und vielen anderen vielfach beschrieben worden. So zeigen beispielsweise auch die vor einigen Jahren veröffentlichten Untersuchungen von Tiedemann und Lund, welch starke Wirkung solch gymnastische (manuelle) Übungen bei der Behandlung von Kompensationsstörungen des Herzens ausüben. Auch Tiedemann und Lund fanden, daß es mit Hilfe passender Übungen gelingt, die Herzfunktionen so zu bessern, daß Kurzatmigkeit und Schlaflosigkeit schwinden, die Nierenfunktionen so beeinflußt werden, daß durch stärkere Diurese Ödeme zum Schwinden gebracht werden. Im Widerspruch mit all diesen früheren Erfahrungen äußert sich J. Mackenzie in dem schon genannten Lehrbuch folgendermaßen: „Ich habe sorgfältig nach den Wirkungen der passiven Widerstandsbewegungen und der willkürlichen Muskelkontraktionen geforscht und konnte einen nennenswerten Effekt auf das Herz nicht feststellen. Bei gewissen Patienten, besonders bei solchen mit einem leicht nervösen Wesen, war das Langsamerwerden des Pulses am Schluß der Übung sehr deutlich, aber ich fand, daß ich genau dasselbe Resultat erzielen konnte, wenn ich mit gleicher Feierlichkeit indifferente Handlungen ausführte, wie z. B. das Bestreichen der Fingernägel und der Schienbeine."

Wie diese Ansicht von James Mackenzie beurteilt wird, geht u. a. aus den Ausführungen Krehls in dem schon genannten Handbuch hervor, wenn er schreibt: „Ich kann mich dem Urteil Mackenzies über die Gleichgültigkeit der Maßnahmen wirklich nicht anschließen, weil ich eben von erfahrenen Gymnasten Erfolge sah, die anderen kaum beschieden sein dürften." Neben den feststehenden klinischen Erfahrungen liefern nun meine bereits oben erwähnten und durch Kurven erörterten Blutdruckuntersuchungen einen weiteren Beitrag zur Sicherstellung des therapeutischen Einflusses der Widerstandsgymnastik auf den gesamten Kreislaufapparat.

Es decken sich demnach sowohl für die balneologische wie für die gymnastische Therapie die Ergebnisse der hier besprochenen neuen Experimente mit den schon früher mitgeteilten klinischen Erfahrungen.

In der letzten Zeit hat man auch Sauerstoffbäder in Gebrauch gezogen. Doch übt dieses Gas einen viel geringeren Einfluß aufs Herz wie auch auf das periphere Gefäß- und Nervensystem aus als die Kohlensäure. Die blutdruckerniedrigende Wirkung, auf welche manche Autoren einen ganz besonderen Wert zu legen scheinen, ist keine lang nachhaltige. Es bedarf sicherlich noch weiterer Erfahrung, um feststellen zu können, ob und in welchem Grade solche sauerstoffhaltige Bäder wirksam sind. Und das gleiche gilt von der Elektrotherapie in ihren verschiedenen Formen. Der galvanische und faradische Strom, elektrische Bäder, elektrische Massage des ganzen Körpers oder einzelner Teile sind, wo Nervenstörungen, wie bei Neurasthenie, Hysterie, Morbus Basedowii usw. zugrunde liegen, mit Erfolg verwendbar. Aber bei den Herzkrankheiten *κάτ' ἐξοχὴν* hat die elektrische Therapie bis jetzt keinen großen Boden gewonnen. Ob man Arteriosklerose durch hochgespannte Wechselströme heilen oder auch nur die Fortschritte des sklerotischen Prozesses wirksam bekämpfen kann, ist mehr als zweifelhaft.

Da sämtliche natürlichen Bäder Radium enthalten — über die Mengen, welche Elster und Geitel in den Nauheimer Bade- und Trinkquellen fanden, habe ich seinerzeit Mitteilung gemacht —, so sei noch der Einfluß der Radioaktivität auf Herz und Zirkulation erwähnt. In Betracht kommen für die vorliegenden Bäder in der Hauptsache die Emanation und ihre Zerfallsprodukte. Die Untersuchungen sind, soweit aus den bisherigen Veröffentlichungen ersichtlich ist, in ganz verschiedener Weise ausgeführt worden; sie lassen sich nicht gut miteinander vergleichen und haben auch nicht zu einheitlichen Ergebnissen geführt. So liest man das eine Mal, daß durch Radium der Blutdruck unverändert blieb, in anderen Fällen ist eine Herabsetzung beobachtet worden. Es bedarf auch noch weiterer Beobachtungen, um festzustellen, ob und wieweit eine vasomotorische Einwirkung zu konstatieren ist. Am wenigsten geklärt ist die Einwirkung des Radiums aufs Herz selbst. Der Umstand, daß bei den stärkst radiumhaltigen Quellen bisher ein wesentlicher Einfluß auf Herz und Zirkulation nicht beobachtet wurde, flößt starke Bedenken ein. Und bekanntlich besitzen gerade die aufs Herz am stärksten wirkenden Bäder nur eine mäßige Radioaktivität.

Im Vorliegenden wurden nur die wichtigsten Einwirkungen der hier in Betracht kommenden Badeingredienzien besprochen.

Die Faktoren, auf denen in der Hauptsache die Wirksamkeit der Nauheimer Bäder beruht, sind, wie schon erwähnt, die folgenden:

1. Die größte Abstufbarkeit, welche es ermöglicht, mit schwachen Solbädern beginnend, die Konzentration der festen Bestandteile durch die stark wirkende, 30—40% Chlorkalzium haltende Mutterlauge zu steigern;

2. die natürlichen Temperaturen, wie wir sie im Leben für Badezwecke gewohnt sind, nämlich 30—34° C;

3. die Möglichkeit, mit einem schwachen Kohlensäuregehalt beginnend, allmählich bis zu dem für diese Temperaturen höchsten Kohlensäuregehalt zu steigen. Während im ruhenden Thermalsprudel- und Sprudelbad das direkt auf der Körperoberfläche sich befindende Wasser durch diese erwärmt, einen Teil seines Kohlensäuregehaltes verliert, bringt das Sprudelstrombad, wie bereits erwähnt, mit dem Badewasser immer neue Kohlensäuremengen in statu nascenti mit der Hautoberfläche in Berührung und ruft durch Imbibition der festen Bestandteile sowie durch das rasche Eindringen der beweglichen Kohlensäuremoleküle in die Haut eine stark tonisierende Wirkung hervor. Dazu kommt noch

4. im Sprudelstrombad der mechanische Effekt des strömenden Wassers hinzu.

Es ist noch unaufgeklärt, ob bei diesen natürlichen Mineralbädern eine Ionenwirkung der Salze mit in Betracht kommt.

Nun kommt bei unserer Methode der Behandlung chronischer Herzkrankheiten noch die bereits erwähnte gymnastische Therapie zur Verwendung. Über die Methodik dieser Herzgymnastik soll noch ausführlicher berichtet werden, ebenso über ihre Verwendung in Verbindung mit der balneologischen Behandlung.

Bademethodik.

Wie so oft in der internen Medizin lassen sich auch hier nur allgemeine Regeln aufstellen. Es ist selbstverständlich, daß eine sorgfältige Untersuchung des Patienten stattfinden muß, denn nur dann ist ein strenges Individualisieren möglich, und dieses darf nicht außer acht gelassen werden, da das Bad wie bei allen ernsten Krankheiten, so auch ganz besonders bei den Herzleiden, ein Mittel von einschneidender Wirkung ist. Je nach der Art der Anwendung lassen sich ebenso leicht günstige Erfolge erzielen, wie andererseits Verschlimmerungen hervorrufen. Es wurde von uns des öfteren betont, daß auch hier eine stete ärztliche Kontrolle notwendig ist. Das Krankheitsbild bei Herzleidenden wechselt schon an und für sich, zumal aber während einer Badekur, und es empfiehlt sich sogar des öfteren, die Herzkranken vor, während und nach dem Bad zu beobachten. Die Methode, wie sie sich am meisten bewährt hat, ist im großen und ganzen die folgende[1]:

Am besten beginnt man, und dies ganz besonders bei Schwerkranken, mit einem einfachen Solbad. Da unsere Wässer in Nauheim zwischen 2 und 3 Prozent Chlornatrium und ebenso viel pro Mille Chlorkalzium enthalten, müssen sie manchmal noch verdünnt werden. Die Dauer wird anfänglich nicht über 10 Minuten bemessen, bei Schwerkranken nicht über 5 Minuten. Die Temperatur beginnt mit etwa 34—35° C und gehe in der ersten Woche nur wenig herunter. Insbesondere muß man bei anämischen, schwachen und leicht frierenden Personen sehr vorsichtig sein. Aber andererseits gehe man selbst bei herzkranken Rheumatikern nicht über 35° C hinaus, da die tonisierende Wirkung aufs Herz sonst Not leidet. Es ist hier vorzuziehen, kühlere Bäder von kürzerer Dauer zu verordnen. In der ersten $^1/_2$—1 Minute darf der Kranke bei ruhigem Verhalten das Gefühl der Kühle haben, dann aber muß sich die Empfindung völligen Wohlbehagens ein-

[1]) Siehe August Schott l. c.

stellen, teils durch die hauterwärmende Wirkung des Bades, teils durch die Gewöhnung. Wenn aber nach einer Minute ruhigen Verhaltens dies nicht erreicht wird, vielmehr ein leichtes Kältegefühl nicht vergehen will, dann muß das Bad vorsichtig und langsam bis zu einer eben ausreichenden Temperatur erwärmt werden. In dem Maße als die Kur fortschreitet, werden immer kühlere Temperaturen ertragen und mit Nutzen verwendet.

Einen zweiten Frost im Bade suche man tunlichst zu vermeiden. Darunter ist zu verstehen, daß ein Patient, der beim Einsteigen oder bald danach warm wurde, bei ruhigem Verhalten nach einiger Zeit wieder zu frieren beginnt. Ein solches Bad war im Hinblick auf seine Temperatur zu lang. Diese letztere muß entweder rasch erhöht werden, oder der Patient hat das Bad sofort zu verlassen. Für die nächsten Tage sind die Bäder wärmer zu nehmen.

Viele Patienten, insbesondere solche, welche leicht dyspnoisch werden, vertragen anfänglich keine Vollbäder. Sie empfinden den Druck über der Herzgegend sehr lästig. Solchen Kranken empfiehlt man am besten, nicht tiefer als bis zur Mammillarhöhe in das Wasser einzutauchen. Allmählich gewöhnen sie sich auch an das Vollbad. Halbbäder können leicht schaden und sind deshalb zu meiden. Herzleidende sollten weder nüchtern, noch mit vollem Magen baden. Am besten eignen sich die Vormittagsstunden, etwa 1—2 Stunden nach dem ersten Frühstück, oder, falls diese nicht verwendbar sind, die Zeit am späten Nachmittag, etwa 3—4 Stunden nach der Mittagsmahlzeit.

Werden die Bäder gut vertragen, so können allmählich die stärker konzentrierten verwendet werden. Zuerst wird der Salzgehalt gesteigert, insbesondere der Chlorkalziumgehalt. In Nauheim erreichen wir dies durch Verwendung der aus den Quellen stammenden Mutterlauge mit einem 30—40 proz. ClCa-Gehalt. Es folgen die kohlensäurehaltigen und später die kohlensäurereichen Bäder, und dafür verwenden wir in Nauheim der Reihe nach die beschriebenen Thermal-, Thermalsprudel-, Sprudel- und Sprudelstrombäder der einzelnen Quellen mit ihren verschiedenen Temperaturen, ihrem verschiedenen Salz- und Kohlensäuregehalt.

Patienten mit Herzleiden bedürfen ausnahmslos der Pausetage, an denen mit dem Bade ausgesetzt wird, bisweilen — und insbesondere bei Schwerkranken — schon nach dem ersten Tage, meist aber nach dem zweiten Tage. Später können dann 3 und 4 Bäder an aufeinanderfolgenden Tagen gegeben werden. Gleichzeitig tritt dann auch eine Verlängerung der Badedauer ein, doch ist, zumal bei ernsteren Herzkranken, selten Veranlassung, über 20 Minuten hinauszugehen. Nach jedem Bade sollte der Patient kräftig abgerieben werden, so daß die Haut rot und warm wird, und danach mindestens eine Stunde zu Bett bleiben, damit der Körper sich ausruht und gleichmäßig erwärmt bleibt. Im ferneren Verlauf soll das Bestreben herrschen, eine stetige, jedoch vorsichtig anregende Badewirkung zu erzielen. Die Bäder sollen immer kühler, immer länger und häufiger gegeben werden. Eine genaue Kontrolle des Arztes soll dabei fortwährend stattfinden. Der Erfolg des heutigen Bades gibt den Maßstab für die Verordnung für morgen.

Durch ihren starken Salz- und Kohlensäuregehalt können die Nauheimer Bäder allmählich ziemlich kühl genommen und von Herzkranken vertragen werden. Es bietet sich auf diese Weise die Möglichkeit, solche Leidende nach und nach abzuhärten, dadurch gegen Erkältungen und insbesondere gegen Muskelrheumatismus widerstandsfähiger zu machen, was bekanntlich für Herzleidende von großer Wichtigkeit ist.

Während der Menstruation läßt man am besten mit dem Baden aussetzen; es kann durch solch starke Bäder ein abnorm starker Blutverlust herbeigeführt werden und dies ist bei Herzkranken besonders zu vermeiden.

Am besten eignen sich für Badekuren die Sommermonate. In leichteren Fällen genügen 4—6 Wochen, an die man zweckmäßig eine Nachkur in mittlerer Gebirgshöhe — nicht über 1000—1200 m — anschließt. In schweren Fällen dagegen hat sich die Behandlung über mehrere Monate zu erstrecken, und es empfiehlt sich dann, die Kur in zwei Teile zu zerlegen und einen Gebirgsaufenthalt dazwischen einzufügen. Die Zahl der Bäder im voraus zu bestimmen, ist unmöglich, denn abgesehen von der Schwere des Falls, reagieren die Kranken auf Bäder sehr verschieden. Ein Schematisieren ist demnach selbstverständlich ganz ausgeschlossen. Im Winter bedürfen viele Herzkranke eines Aufenthalts in südlichem Klima, um möglichst viel in frischer Luft verweilen zu können.

Nun gilt es auch für solche Herzleidende, welche nicht imstande sind, eine Kur mit den natürlichen Bädern zu gebrauchen, bis zu einem gewissen Grade solche Bäder nachzuahmen. Mein Bruder und ich haben hierfür genaue Vorschriften gegeben. Man bedient sich hierzu am besten der natürlichen Nauheimer Badesalze oder verwende, falls solche im gegebenen Moment nicht erhältlich, die wichtigsten Bestandteile davon, das Chlornatrium und Chlorkalzium im richtigen Verhältnis. Die Kohlensäure entwickelt man am besten mit Hilfe von doppelkohlensaurem Natron und Salzsäure; beide, wie man sie im Handel vorfindet. Die chemischen Äquivalente geben an, in welchem Verhältnis zueinander diese Ingredienzien dem Bade zuzusetzen sind. Bei einer Lösung, welche 42,8 Prozent Salzsäure enthält, werden Salzsäure und doppelkohlensaures Natron in gleicher Menge verwendet. Bei einer verdünnten Lösung entsprechend mehr Salzsäure. Das doppelkohlensaure Natron, anfänglich mit 100 : 100 g für das Bad beginnend, allmählich bis zu 1000—1500 g steigend, wird mit den übrigen Badesalzen gleichzeitig in dem Badewasser aufgelöst. (Ein Überschuß an doppelkohlensaurem Natron ist zum Schutz der Badewanne erwünscht.) Ist dann das Bad fertig in die Wanne eingelaufen und richtig temperiert, dann wird die Salzsäure dicht über dem Wasserspiegel und diesen allseitig bestreichend, ausgegossen. Man vermeide jede stärkere Bewegung des Badewassers, da sonst das Kohlensäuregas noch leichter in die Luft entweicht. Die Kohlensäureschicht, die sich während der Herstellung auf dem Wasserspiegel bildet, wehe man vor dem Gebrauch des Bades mit einem Tuche weg, damit der Patient sie nicht einatmet. (Statt der Salzsäure kann man auch eine milder wirkende Säure, wie z. B. die Ameisensäure oder die Weinsteinsäure verwenden, da durch solche die Badewanne weniger angegriffen wird; sie müssen selbstverständlich auch den entsprechenden Äquivalenten gemäß dosiert werden.) Nun haben sich bei der Verwendung solcher künstlicher Bäder manche Irrtümer gezeigt. So findet man z. B. auch hier die Auffassung, daß ein einfaches Solbad oder, was noch häufiger ist, ein einfaches kohlensäurehaltiges Bad für die Behandlung der chronischen Herzkrankheiten ausreicht. Will man einen wachsenden tonisierenden Einfluß, soweit es durch diese künstlichen Bäder möglich ist, erreichen, so muß man auch hier systematisch die Dosen der Ingredienzien — Salze, doppelkohlensaures Natron und Salzsäure — steigern, dabei Temperatur und Dauer dem jeweiligen Zustand des Patienten anpassen. Die Verwendung von Ingredienzien in einer festgesetzten Dosis, wie sie durch einige Fabriken angefertigt und versandt werden, hat dazu geführt, die Kohlensäureentwicklung zu einer mangelhaft dosierten und vor allem auch sprunghaft sich steigernden zu gestalten.

Eine beträchtliche Zahl von Kranken hatte, wie ich mich überzeugen konnte, dadurch mangelhafte oder ungünstige Erfolge, daß die mit so fertigen Dosen bereiteten Bäder durch die mangelhafte Abstufbarkeit weder dem Falle als solchem noch dem jeweiligen Befinden der Kranken angepaßt werden konnten. Es ist ohne weiteres einleuchtend, daß auch bei Verwendung künstlicher Bäder eine stete ärztliche Kontrolle auf der Basis reicher Erfahrung erforderlich ist. Und öfters läßt sich dann ein guter Erfolg erzielen, wenn es gelingt, die Patienten frei von geschäftlichen und Familiensorgen in gute Luft und andere Umgebung zu bringen. Passende Ernährung, worauf noch an anderer Stelle zurückzukommen ist, spielt dabei ebenfalls eine wichtige Rolle. Richtig angewendet, lassen sich mit künstlichen Nauheimer Bädern für einen gewissen Teil der Fälle günstige Erfolge erzielen. Natürlich ist die Zahl dieser Fälle auch schon dadurch begrenzt, daß sich die stärksten Badeformen, Sprudel- und Sprudelstrombäder, nicht künstlich nachahmen lassen.

Methodik der gymnastischen Behandlung.

Durch eine planmäßige Gymnastik, wie sie mein Bruder und ich in die Therapie einführten, lassen sich ähnliche Wirkungen erzielen, wie durch eine Badekur. Das Bad wirkt durch die Bahnen der sensiblen Nerven, die Gymnastik wie erwähnt durch andere Nervenbahnen. Die wesentlichsten Eigentümlichkeiten der Gymnastik sind die folgenden: Die anzuwendenden Bewegungen müssen stets langsam ausgeführt werden und dabei so kräftig, wie es dem augenblicklichen Zustand des Patienten entspricht. Um diese gleichzeitige Verlangsamung und Verstärkung hervorzurufen, sind Widerstände notwendig, die entweder durch eine andere Person, den Gymnasten, ausgeführt werden, das ist die einfache Widerstandsgymnastik; oder die Widerstände werden durch die Patienten selbst durch Mitanspannen antagonistischer Muskeln bewirkt, diese Art nannten wir Selbsthemmungsgymnastik. Für die Anwendung der Gymnastik lassen sich im allgemeinen folgende Grundsätze aufstellen (A. Schott, Berliner klinische Wochenschrift 1885):

1. Es sollen sich die Bewegungen in der Weise einander ablösen, daß der Reihe nach immer neue Muskelmassen zur Betätigung kommen, und erst nachdem die Bewegungen so über die ganze Skelettmuskulatur hinweggegangen sind, können sie eventuell, wenn der Patient sich noch frisch genug dazu fühlt, in mehrfachen Zyklen wiederholt werden.

Auf diese Weise wird am sichersten eine einseitige Übermüdung verhütet.

2. Vermittels einer sehr einfachen Geometrie der Bewegungen kann diese allseitige Betätigung der Skelettmuskulatur erreicht werden. Wir lassen gewöhnlich machen:

A. Bewegungen der ausgestreckten Arme in 3 aufeinander senkrechten Richtungen; α) sagittal nach vorn aus der gerade abwärts gestreckten Haltung herauf bis neben die Schläfen und von dort wieder herab: β) frontal, seitwärts herauf bis zur Schläfe und herab; γ) horizontal, wagrecht zusammen und auseinander; δ) die gerade ausgestreckten Arme um ihre Achsen aufs äußerste hin und her rotieren, was die Pro- und Supination in sich einschließt.

B. Während bei der freien Arthrodie des Schultergelenks eine Auswahl der Bewegungsrichtungen notwendig war, sind für die Ellenbogen- und Handgelenke die Bewegungen schon durch die Natur vorgeschrieben. Beugungen und Streckungen, radiale und ulnare Abduktionen — die Rotationen sind schon unter A ausgeführt.

C. Bewegungen des Rumpfes. Vorwärtsbeugungen aus einer möglichst rückwärts gebogenen Haltung und umgekehrt; Seitwärtsbeugungen von ganz links nach ganz rechts und umgekehrt, sowie Drehungen der Wirbelsäule um ihre Achse nach beiden Richtungen.

D. Das ausgestreckte Bein wird unter Widerstand gerade nach vorn herauf und unter Widerstand wieder herunter bewegt, dann ebenso nach rechts, nach links und nach hinten herauf und herunter.

E. Für Knie- und Fußgelenke sind die Bewegungsrichtungen wiederum durch die Natur vorgeschrieben.

Es ist nicht nötig, jedesmal sämtliche Bewegungen durchzuführen.

3. Zum Gymnasten kann man in verhältnismäßig kurzer Zeit einen Menschen dann ausbilden, wenn genügende Gewissenhaftigkeit und Intelligenz vorhanden sind. Selbstverständlich müssen einige anatomische und physiologische Kenntnisse vorher erworben werden. Dies vorausgesetzt, ist es in vielen Fällen ein Vorzug, ein Familienmitglied anzulernen, welches dem Kranken stets zur Seite stehen kann.

Der Gymnast muß lernen:

a) Die Applikation des Widerstandes. Je nach dem Verhältnis seiner Kraft zu der des Übenden bringt er die Hemmung weiter oben oder weiter unten an, im letzteren Falle mit dem Vorteil des größeren Hebelarms zu seinen Gunsten; immer auf der vorangehenden Seite, also z. B. auf der Volarseite der Vorderarme, wenn die beiden Arme einander wagrecht genähert werden sollen, auf der Dorsalseite, wenn sie aus der gegenseitigen Berührung wieder wagrecht voneinander entfernt werden. Ähnlich hat er am Ober- bzw. Unterschenkel bald auf die vordere, bald auf die äußere, innere oder hintere Seite zu drücken, je nach der augenblicklich zu hemmenden Bewegungsrichtung. Die Widerstände für das Rumpfbeugen werden vorn über dem Manubrium sterni, hinten über den Lendenwirbeln — die fürs Rumpfstrecken auf Nacken und Processus xiphoideus — angebracht. Um die Rumpfdrehung zu hemmen, stellt sich der Gymnast auf die Seite, legt die rechte Hand vor die voran-, die linke hinter die rückwärtsstrebende Schulter usw.

Der Gymnast soll stets nur auf eine Seite drücken, nie die Glieder umfassen, weil er sonst leicht unbewußt dazu kommt, die Bewegungen, deren Zustandekommen er ja trotz Widerstand wünscht, zu unterstützen, anstatt zu hemmen.

b) Der Gymnast soll zwar mit der Vorstellung beginnen, als wolle er das übende Glied in der entgegengesetzten Richtung bewegen, soll aber dem Patienten die Oberhand lassen. Aus eigner Erfahrung an Herzkranken kann ich nur diese, die sogenannten exzentrischen Bewegungen empfehlen.

c) Der Widerstand sei so berechnet, daß die Bewegung zwar langsam, aber gleichmäßig gelinge, er sei nie so stark, daß die Bewegung unterwegs stellenweise ganz unterdrückt wird und nur gleichsam stolpernd vonstatten geht. Die Hand des Gymnasten soll auf das Glied des Patienten, während sie mit ihm durch den Raum geht, annähernd immer denselben Druck ausüben.

4. Während die bisherigen Vorschriften für die Anwendung der Heilgymnastik im allgemeinen gelten, so kommt als wichtigste für die Behandlung der Herzkrankheiten die folgende hinzu:

Der Patient wird vermahnt, den — immerhin nicht zu schwach bemessenen — Widerstand so langsam zu überwinden, daß sein Atem ganz ruhig bleibe, daß er, wie ich es zu verdeutlichen pflege, freien Atem genug behalte, um daneben noch bequem sprechen zu können. Der Gymnast selbst beobachte Mund und Nasenflügel des Übenden sorgfältig; jede Spur erwachender Dyspnöe ist Anlaß zu Pausen, bis der Atem sich wieder deutlich beruhigt hat. Nötigenfalls wird eine einzelne Bewegung in mehrere Absätze zerlegt, zwischen denen das Glied, in der Hand des Gymnasten gehalten, ruht; selbstverständlich folgt auf jede einzelne Bewegung eine Pause.

Ich habe die Abbildungen der wichtigsten Übungen, aus denen sowohl Stellung und Bewegung des Patienten wie die des Gymnasten ersehen werden können, am Schlusse dieses Buches beigefügt.

Bettlägerige Kranke können selbstverständlich nur einige wenige dieser Übungen liegend ausführen. Anderen Kranken fällt das Stehen schwer, so daß nur Übungen möglich sind, die im Sitzen ausgeführt werden können.

Während im Beginn die größte Vorsicht am schnellsten fördert, werden im Verfolg der Kur immer kräftigere Widerstände mit immer kürzeren Pausen überwunden, das Herz selbst stärkt sich unter den Übungen.

Bei jugendlichen Personen, die in raschem Wachstum begriffen sind, und bei denen sich der Brustkorb nicht gleichzeitig genügend entwickelt, — ebenso bei Personen mit Kyphoskoliose und hochgradiger Skoliose — bleibt das Herz oft schwach und vor allem die Atmung mangelhaft. Mit Vorteil verwendet man hier neben der Widerstands- noch eine Atemgymnastik mit tiefer In- und Exspiration. So lange Knochen und Rippenknorpel noch weich und elastisch sind, gelingt es durch eine solche Atemgymnastik, die Ausdehnung des Brustkorbs zu fördern und eine bessere Atmung und Lungenzirkulation und damit auch eine Kräftigung des Herzens zu erzielen.

In Fällen von peripheren Zirkulationsstörungen, oder wo bereits Ödeme auftreten, bedienen wir uns mit gutem Erfolg einer Massage. Dieselbe besteht dann vorzugsweise aus zentripetalen Streichungen der Extremitäten in der Form von Effleurage und Pétrissage, um sowohl den Blutrückfluß nach dem Herzen als die Aufsaugung von Ödemflüssigkeiten zu erleichtern. In Fällen von beschleunigter Herzaktion kann neben der Verwendung eines Eisbeutels das meist am Rumpf ausgeführte Tapotement rasche Beruhigung verschaffen; doch hält diese Wirkung meistens nicht lange an. Dasselbe gilt von der Vibrationsmassage, die jetzt öfters an Stelle der manuellen Massage verwendet wird. Die Wirkung dieser Vibrationsmassage ist selbst dann eine unzureichende und leicht vorübergehende, wenn sie mit Hochfrequenzströmen ausgeführt wird. Diese meine Ansicht ist auch von anderer Seite vielfach bestätigt worden, so zum Beispiel in einer jüngst erschienenen Arbeit von Plate und Bornstein.

Bei Fällen von Herzmuskelschwäche, bei denen das Herz einer raschen Anregung bedarf, haben wir noch die Hitzeapplikation empfohlen. Am besten verwendet man heißes Wasser von einer Temperatur zwischen 60—70° C in einem Gummibeutel, mit welchem die Herzgegend betupft wird.

Die mechanische Behandlung von Herzkrankheiten in Form von Gymnastik und Massage ist auch in Schweden ausgebildet worden. Die Tatsache, daß die auf empirischem Wege gefundene Methode an starren Prinzipien festhielt, brachte es mit sich, daß sie ursprünglich auf ihr Heimatland beschränkt blieb, bis sie dann langsam durch Wide und andere auch nach dem Ausland drang.

Allgemeine Verbreitung fand die schwedische Methode erst durch ihren geistreichen Vertreter Zander, der neben der manuellen Therapie sich sehr sinnreich konstruierter Apparate bedient, die eine wesentliche Bereicherung unseres Heilschatzes darstellen. Vieles, was bereits als Wirkung der Gymnastik geschildert wurde, trifft auch für die Zandersche Maschinengymnastik zu. Diese Apparate sollten den Patienten sowohl von dem Gymnasten als auch von dem eigenen Körperverhalten unabhängig machen. Über diesen letzten Punkt sind die Meinungen sehr geteilt. Eine stetige Überwachung ist auch bei der Maschinengymnastik notwendig, sowohl wegen der Regulierung der Widerstände, als auch wegen des Verhaltens der Patienten während und nach den Bewegungen. Aber auch eine genaue ärztliche Kontrolle ist nicht imstande, die Schwierigkeiten auszugleichen, die eben in dem Wesen der Maschine liegen. Ist hier der Widerstand einmal eingestellt, so muß der Kranke während der ganzen Dauer dieser Bewegung den Widerstand zu überwinden suchen. Ein genaues Individualisieren oder gar ein Ab- und Zugeben während derselben Übung ist nicht zu erreichen; die Maschine gibt nicht nach. Ein Widerstand, der das eine Mal der richtige war, kann bei dem rasch wechselnden Verhalten eines kranken Herzens für die Wiederholung der Übung schon viel zu groß sein. Die Maschinengymnastik bringt demnach Gefahren für die Patienten mit sich, und tatsächlich werden hierbei Überanstrengungen nicht selten beobachtet. Gleichwohl verdienen die Zanderschen Maschinen ohne Frage einen großen Vorzug vor den viel einseitiger wirkenden Apparaten, wie dem Ergostaten und vielen anderen. Vor Jahren hat Herz durch Verwendung eines exzentrisch angebrachten Rades sowie auf schiefer

Ebene sich bewegender Gewichte die Zanderschen Apparate verbessert; seine Apparate finden auch vielfach Verwendung.

Die Kostspieligkeit der Zanderschen wie Herzschen Apparate und ihres Betriebs, der Umstand, daß die Patienten an Zeit und Ort ihrer Benutzung gebunden sind, stehen einer allgemeinen Anwendung hindernd im Wege.

Oertel, der seinerzeit eine mächtige Anregung für die Behandlung der Herzleidenden gegeben hatte, verband mit seiner mechanischen zugleich eine diätetische Therapie, die ihren Schwerpunkt legte auf eine Beschränkung in der Aufnahme von Flüssigkeiten. Nur die mechanische Therapie soll an dieser Stelle Besprechung finden. Oertel verwandte bei seiner Methode Geh- und Steigbewegungen und erhoffte von dieser vermehrten Muskeltätigkeit eine Erstarkung des Herzens und eine Beseitigung der Kreislaufshindernisse. Für diese Steigbewegungen hatte Oertel Gebirgsorte ausgesucht — Terrainkurorte wie er sie nannte —, welche sich durch ansteigende Wege für seine Zwecke eigneten. Solange es sich bei dieser Methode nur um die Behandlung junger und muskelstarker Fettsüchtigen handelt, können sicherlich gute Resultate erzielt werden. Aber bei wirklichen Herzerkrankungen, seien diese organischer oder funktioneller Natur, ist das Bergsteigen eine unkontrollierbare und undosierbare Art der Gymnastik, welche nicht an den Anfang sondern an das Ende einer Kur gesetzt und erst dann verwendet werden kann, wenn das Herz durch anderweitige Behandlungsmethoden so weit gekräftigt worden ist, daß es eine solche Mehrarbeit, wie sie das Bergsteigen erfordert, auch wirklich ohne Gefahr leisten kann.

Die balneologisch-gymnastische Behandlung.

Schon lange hatte man die Beobachtung gemacht, daß salz- und kohlensäurehaltige Bäder pulsverlangsamend wirken, ohne jedoch hierauf einen besonderen Wert zu legen. Mein Bruder und ich fanden nun, daß durch eine sorgfältig geleitete Badekur — sei es durch diese allein, sei es durch gleichzeitige Mitverwendung der Widerstandsgymnastik, welche schließlich im Bergsteigen endet, — mit großer Häufigkeit rasche Besserung, je nach dem Krankheitszustand auch vollständige Heilungen bei Herzleidenden erzielt werden können. Die Wirkungsweise der an und für sich so verschiedenen Behandlungsarten erklärt sich folgendermaßen: Sowohl für das Bad wie für die Gymnastik kommt übereinstimmend dasselbe Prinzip zur Wirksamkeit, nämlich das der vorsichtigen Anregung des Herzens zu vermehrter Tätigkeit id est, eine tonisierende Einwirkung auf das geschwächte Herz. In den meisten Fällen handelt es sich (siehe Aug. Schott) um eine relative oder absolute Unzulänglichkeit der Herzmuskulatur, die normale Blutmenge zu bewältigen. Diese Unzulänglichkeit der Herzmuskulatur, die sogenannte Insuffizienz des Herzmuskels, führt zu ungenügender Austreibung des Blutes aus den Herzhöhlen und damit zur Dilatation und im Zusammenhang mit dieser zu dem Symptomenkomplex, den wir als Kompensationsstörung bezeichnen. Aber nicht jede Dilatation birgt die Gefahren der Inkompensation in sich. Wir müssen vielmehr, wie dies zuerst von A. Schott dargetan wurde, zwei verschiedene Dilatationsformen streng voneinander unterscheiden, nämlich 1. die Stauungsdilatation, welche entsteht, wenn die Muskelkraft nicht mehr ausreicht, die notwendige Blutmenge zu bewältigen, und 2. die kompensatorische Dilatation, welch letztere zum Beispiel bei Klappenfehlern zum Ausgleich des Hindernisses dient. Nur die erstere Form der Dilatation bedarf der Behandlung. Es gilt, die verminderte Arbeitsleistung zu heben und den Herzmuskel derart anzuregen, daß derselbe durch starke systolische Kontraktionen sich seines überschüssigen Blutes entledigt, denn die Stauungsdilatation, sei dieselbe durch ungenügende Kontraktionsfähigkeit der Muskulatur allein oder durch diese in Verbindung mit einem Klappenfehler bedingt, bedeutet Stauung von Blut im Herzen selbst. Das Herz macht zwar viele, aber ungenügende Kontraktionen, und nach jeder Systole bleibt noch eine gewisse Menge Blut im Herzen zurück; der in der Aorta herrschende Druck kann durch die Herzkraft selbst nicht überwunden werden. Mein Bruder und ich beschrieben nun, wie durch die Bäder — und die Gymnastik wirkt in demselben Sinne — das Herz zu viel kräftigerer und stärkerer Systole angeregt wird.

Wie durch Tierexperimente festgestellt ist, steigt im Bad der Druck in der Aorta wie im ganzen Arteriensystem oft ganz erheblich, aber das stärker angeregte Herz ist jetzt dieser Drucksteigerung im Gefäßsystem gewachsen. Mit der vollständigen Entleerung befreit sich das Herz für die Zeit der kommenden Diastole von dem beständig übermäßigen Druck, welcher vorher auf der Innenfläche lastete und den Herzmuskel zu unaufhaltsamen, kraftlosen Schlägen reizte. Der wachsende Arteriendruck führt neue Hemmungsimpulse hinzu, welche durch die Vagusbahn das Herz treffen, und auf diese Weise kann dann das Herz langsamer und kräftiger schlagen.

Diese Wirkung läßt sich sowohl nach dem Bad wie auch nach der Gymnastik erkennen. Im Vorhergehenden ist bereits besprochen, welchen Einfluß Temperatur und Ingredienzien des Bades auf das periphere Gefäßsystem und durch die Reizung der sensiblen Hautnerven aufs Herz haben. Diese Wirkung kommt bekanntlich durch Fortleitung des Reizes nach den sensiblen Hirnzentren und von diesen durch den Vagus zum Herzen zustande.

Bei der Gymnastik erhalten wir nun ganz ähnliche Wirkungen aufs Herz, nur daß der Reiz von den in Bewegung gesetzten Muskeln durch andere Bahnen zu den betreffenden Hirnzentren und durch diese zum Herzen geleitet wird. Der Unterschied ist, daß beim Bad der Reiz ein viel geringerer, aber dafür länger anhaltender ist, während er durch die Gymnastik in viel energischerer, dafür aber, wenigstens für den Anfang, kürzer dauernder Weise bewirkt wird.

Von verschiedener Seite ist versucht worden, die Wirkungsweise von Bad und Gymnastik lediglich durch die allerdings stattfindende Ableitung des Blutes von den inneren Organen nach Haut und Muskeln allein zu erklären, wodurch eine Entlastung und Schonung des Herzens zustande komme. Diese Theorie reicht jedoch meines Erachtens nicht aus, um die energische und oft so rasch zutage tretende Wirkung von Bad und Gymnastik zu erklären. Das gleiche gilt von der Theorie, daß bei der Widerstands- und ganz besonders bei der Selbsthemmungsgymnastik die gesteigerte psychische Aufmerksamkeit allein die Wirkung aufs Herz und den ganzen Zirkulationsapparat hervorrufe; sie kann hier höchstens als ein Faktor mitspielen bei der Gesamtwirkung, die auf oben erklärte Weise zustande kommt.

Klinische Erfahrungen.

Betrachten wir nun die Resultate, welche sich klinisch durch eine balneologisch-gymnastische Behandlung darbieten. Wir haben gesehen, wie das richtig bemessene Bad und eine planmäßig geleitete Gymnastik das Herz zu stärkerer Tätigkeit anregen. Selbst bei Gesunden sehen wir durch sie eine Anregung des Nerv-Muskelsystems des Herzens und der Gefäße. In höherem Maße tritt dies noch bei Herzkranken zutage.

Entsprechend der stärkeren Systole und der verlängerten Diastole zeigt sich dann bei Tachykardie eine Abnahme der Pulsfrequenz, in Fällen von Bradykardie des öfteren eine Zunahme. Der Puls wird voller, eine Arhythmie verschwindet zuweilen gänzlich, und der Pulsdruck steigt. Die verbesserte Zirkulation gibt sich auch durch eine verminderte Atemfrequenz kund. Die verstärkte Tätigkeit des Herzens bewirkt einen energischeren Lungenkreislauf und als Folge dessen einen besseren Gasaustausch in den Lungenalveolen; mit anderen Worten, es findet eine reichere Sauerstoffaufnahme und eine intensivere Kohlensäureabgabe statt. In einer längere Zeit fortgesetzten Versuchsreihe konnte ich den Nachweis liefern, daß bei anämischen Zuständen Herzleidender der Hämoglobingehalt des Blutes während einer balneologisch-gymnastischen Behandlung wesentlich zunimmt. Die kräftigere Zirkulation und die bessere Blutbeschaffenheit bewirken eine Abnahme der Stauungen in den Lungen; die oberflächliche, rasche Atmung wird in solchen Fällen tiefer und langsamer, und eine vorhandene Dyspnöe schwindet. Das sauerstoffreichere Blut macht sich nun sowohl für den übrigen Organismus wie auch speziell für das Herz selbst geltend. Denn nun ist auch das Blut in den Koronararterien ein sauerstoffreicheres, und das Herz kann sich auf diese Weise selbst besser ernähren. Ein geschwächtes und häufig auch atrophisches Herz nimmt wieder an Muskelmasse zu, und dieser gekräftigte Herzmuskel kann die

Herzhöhlen vollkommener entleeren und sich auf diese Weise der in den Herzhöhlen angestauten Blutmenge entledigen. Perkussorisch sehen wir das durch Geringerwerden und allmähliches, gänzliches Verschwinden einer Stauungsdilatation. Auskultatorisch erkennen wir die Herzkräftigung häufig durch folgendes: Ein bei Klappenfehlern vorher kaum oder gar nicht hörbares Geräusch wird durch die stärkeren Kontraktionen nunmehr hörbar. Ein durch relative Insuffizienz des Herzens bestehendes Geräusch geht des öfteren in einen gespaltenen Ton und schließlich in einen normalen Ton über.

Im übrigen Organismus gibt sich die bessere Zirkulation durch Abnahme der Stauungen im ganzen Gefäßsystem kund. Ein livides oder anämisches Aussehen der Gesichtsfarbe bessert sich allmählich; normale Gesichtsfarbe tritt an die Stelle. Stauungen der Leber nehmen ab, wie sich dies palpatorisch und perkussorisch nachweisen läßt. Die Nierenfunktionen bessern sich, und entsprechend der größeren Urinmenge zeigt sich dann oft auch Abnahme und Verschwinden des Albumingehaltes sowie in gegebenen Fällen auch der hyalinen Harnzylinder. Die gebesserte Zirkulation im Abdomen bewirkt bessere Assimilation, sowie einen kräftigeren Zufluß von Nährstoffen in das Blut; der Appetit hebt sich, und dadurch wird eine Kräftigung des Gesamtorganismus, speziell auch des Nervensystems, erzielt. Besserer Schlaf führt auch zur Beruhigung der Nerven, und das macht sich sowohl für die sensiblen wie auch die motorischen Herznerven geltend.

Ein durch Klappenfehler affiziertes Herz hat selbstverständlich eine viel größere Arbeit zu leisten als ein normales Herz. Es wird zu dieser Mehrarbeit befähigt durch Zunahme seiner Muskelmasse, besonders der der Ventrikel. Solange solche Kompensation besteht und keine Störungen eintreten, kann, wie schon erwähnt, ein Klappenfehler für den Patienten symptomlos verlaufen. Selbstverständlich aber ist ein solches Herz viel leichter der Inkompensation ausgesetzt. Diese kann hervorgerufen werden durch interkurierende Krankheiten, geistige und körperliche Überanstrengungen, Exzesse mannigfacher Art, sowie durch Störungen im peripheren Gefäßsystem. Es waren besonders die bei der Mitralinsuffizienz und der Mitralstenose auftretenden Kompensationsstörungen, bei welchen die Digitalis ihre günstige Wirkung am deutlichsten entfaltete, trotzdem auch sie in einem nicht geringen

Prozentsatz der Fälle versagte oder ihre kumulative und toxische Wirkung nicht ausgeschlossen werden konnte. Bei Aortenklappenfehlern versagt ja, wie bekannt, die Digitalis häufig.

Bei Mitral- wie Aortenklappenfehlern — auch den kongenitalen — tritt die tonisierende Wirkung von Bad und Gymnastik deutlich zutage, und in einer Reihe von Arbeiten konnte ich den Gang der Behandlung und die Art, wie diese Wirkung zustande kommt, beschreiben und darauf hinweisen, daß mit der Kräftigung des Herzens zugleich die Kräftigung des Gesamtorganismus Hand in Hand geht.

In der jüngsten Zeit hat man, wie dies aus den Arbeiten einiger Autoren zu ersehen ist, medikamentöse und physikalische Maßnahmen zur Behandlung von Kompensationsstörungen bei Mitralklappenfehlern von dem Gesichtspunkt aus studiert, ihre Wirksamkeit miteinander zu vergleichen. Nun füge ich aus einer größeren Zahl von Krankengeschichten ganz kurz die Beschreibung eines besonders charakteristischen Falles hier bei. Die Pulskurven zeigen die Veränderungen im Gefäßapparat während des Verlaufs der Behandlung.

Der Fall betrifft einen 52jährigen Mann, der, seit vielen Jahren an einer Mitralinsuffizienz leidend, bereits eine hochgradige Myokarditis zeigte, kompliziert durch Emphysem. Die erste Pulskurve zeigt die schlechte Füllung des Arteriensystems bei bestehender Arhythmie.

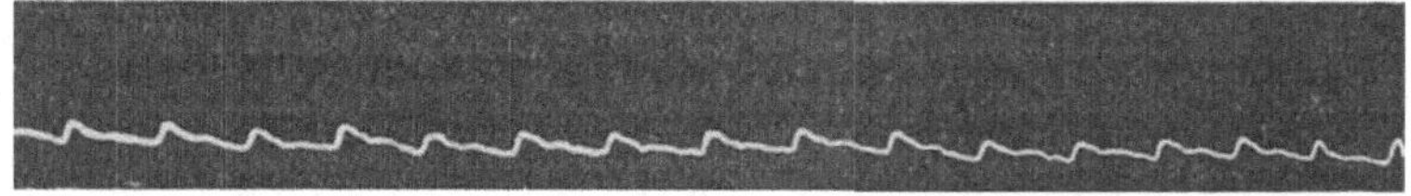

Fig. 23. Pulsfrequenz 104, Blutdruck 82 mm Quecksilber.

Innerhalb der ersten Woche bekam er — und zwar direkt nach seiner Ankunft — zwei heftige Attacken von Lungenembolie; er litt außerdem an Leberkongestion, Ödem der Beine usw.

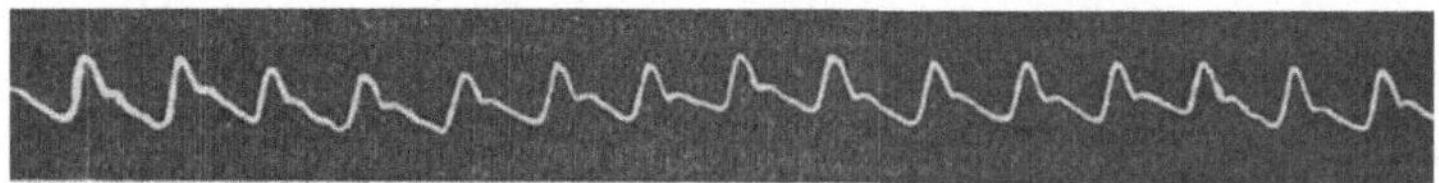

Fig. 24. Pulsfrequenz 96, Blutdruck 90 mm Quecksilber.

Die zweite Kurve zeigt nicht nur eine Abnahme der Pulsfrequenz sondern auch das Verschwinden der Arhythmie und die Erhöhung des Blutdrucks auf 90 mm Quecksilber, gemessen mit dem Gärtnerschen Quecksilber-Tonometer.

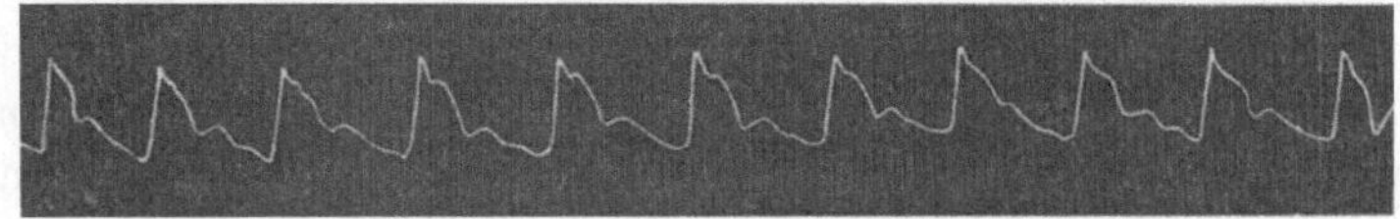

Fig. 25. Pulsfrequenz 78, Blutdruck 105 mm Quecksilber.

Die dritte Kurve zeigt das Pulsbild gegen Ende der Behandlung nach dem Gebrauch eines Sprudelbads der Nauheimer Quelle Nr. XIV. Die Pulsfrequenz war auf 78 in der Minute herabgegangen, der tonometrische Druck auf 105 mm Quecksilber gestiegen (= 125 mm Hg Riva-Rocci). Es sei nur nebenbei erwähnt, daß sich die Kräftigung der Zirkulation auch direkt am Herzen nachweisen ließ. Die Ödeme verschwanden mit der Zeit gänzlich, die Leberschwellung ging zurück usw.

Fälle dieser Art kommen alljährlich in großer Anzahl nach Nauheim, und ich hatte Gelegenheit, viele durch Jahre hindurch zu beobachten und mich zu überzeugen, daß der Erfolg ein dauernder geblieben ist. Kamen durch irgendwelche schädigenden Einflüsse wieder neue Kompensationsstörungen vor, so ließen sie sich ohne Medikamente wieder durch dieselbe Behandlung beseitigen und die Kompensation dauernd erhalten.

Einen hierhergehörigen Beitrag liefert eine Arbeit des als Herzspezialisten bekannten englischen Klinikers Sir Lauder Brunton. Einem Vortrag, welchen er vor dem North-East London Postgraduate College über „Clinical measurement of diastolic blood pressure and cardial strength" hielt (siehe British medical Journal of November 5th 1910), entnehme ich in bezug auf einen mir seinerzeit gesandten Patienten folgende Stelle:

„Of late years a method of treating cardiac disease has come into practice . . . consisting in baths, massage and resistance exercises. It is now twenty years since I first examined into this treatment. An old friend of mine who was an army surgeon in India came home with very bad mitral regurgitation. He took a house in Norwood and came up to me once or twice a week for advice.

I did the best I could for him by means of drugs, but he did not improve in spite of all my endeavours, and at the end of the summer I told him he must go across to Nauheim. He accordingly went. I followed him to see the method of treatment and to see how he was getting on. He came back very greatly improved, and before the winter set in he was able to return to India to serve out three years and retire with a pension from that time on. This was a test case, because I had done my best to cure my friend, but the Nauheim treatment succeeded where drugs had failed.“

Solche Fälle, wie der hier beschriebene, kommen alljährlich vielfach zur Behandlung. So hatte ich Gelegenheit, mehreren Kollegen folgenden, besonders charakteristischen Fall zu demonstrieren: Miß P., Engländerin, etwas über 30 Jahre alt, kam am 5. Mai 1909 zu mir nach Nauheim. Die Anamnese ergab folgendes: Ob Herzleiden in der Familie erblich sind, weiß Patientin nicht anzugeben. Zwischen dem 7. und 14. Lebensjahre wiederholte Anfälle von Gelenkrheumatismus. Der schwerste Anfall im 12. Lebensjahr; damals wurde ein Herzleiden bei ihr festgestellt. Im 15. Jahre Menstruation. Von dieser Zeit an datiert Patientin die Verschlimmerung ihres Leidens. Leichte Ermüdbarkeit während kurzer Spaziergänge. Schon damals fiel das Treppensteigen schwer und verursachte leicht Atembeschwerden. Mit dem 18. Jahre beginnt stärkere Dyspnöe, anfangs besonders zur Zeit der Menstruation. Allmählich wurde das Steigen immer schwieriger, und schließlich konnte sie nur mit großer Anstrengung auf ebenem Boden gehen. Die Dyspnöe wurde schließlich so groß, daß Patientin in den letzten 3 Jahren fast nicht mehr aus dem Rollstuhl herauskam. Neben einigen diätetischen Maßregeln und großer Ruhe, welche angeraten wurden, bestand die Behandlung in der Hauptsache in der Verordnung von Digitalis. Es wurden auch andere Medikamente dazwischen gegeben, wie z. B. Strophanthus und Strychnin, die jedoch unwirksam geblieben sein sollen, so daß immer wieder auf die Digitalis zurückgegriffen wurde, sowohl in der Form der Tinktur, wie auch als Pulver oder Pillen.

Bis vor etwa 2 Jahren will Patientin sich in einem erträglichen Zustand befunden haben. Während der wärmeren Sommerzeit konnte sie auf ebenem Boden noch kurze Strecken gehen, aber nicht steigen. Während der beiden letzten Winter war sie genötigt, im Zimmer zu bleiben. Von da ab wurde auch das Gehen auf ebenem Boden so schwierig, daß sie im letzten Jahre kaum mehr aus dem Bett oder dem Fahrstuhl herauskam. In diesem Zustand kam die Patientin nach Nauheim.

Status: Schlank gewachsene, magere Dame. Das Gesicht und die Lippen etwas bläulich gefärbt. Schon das Aufstehen aus dem Fahrstuhl verursacht Dyspnöe. Diese steigert sich noch bei dem Versuch, sich auszukleiden, so daß ihr geholfen werden muß. Im Bett vermag sie nur mit erhöhtem Kopf zu liegen. Die linke Thoraxhälfte ist etwas, jedoch nicht wesentlich höher. Auf der linken Brust sieht man im 5. Interkostalraum die Herzpulsationen und $1^1/_2$—2 cm außerhalb der Mamillarlinie ist die Herzspitze sowohl palpatorisch wie perkussorisch festzustellen. Die Perkussion nach rechts ergibt eine Ausdehnung von mehr als 2 cm. An der Herzspitze ein lautes präsystolisches Geräusch, der 2. Ton ist hier und da gespalten; der 2. Pulmonalton akzentuiert. Die übrigen Herztöne normal. Die Atmung, auch in der Ruhe, rasch und oberflächlich. An den Lungen keine Abnormität. Der Puls regelmäßig, klein und rasch. Der linke Leberlappen etwa 2 Finger breit unter dem Rippenbogen durchzufühlen, der untere Rand auf Druck schmerzhaft. Keine Ödeme der Beine. Urinmenge während der nächsten Tage 800—900 ccm innerhalb 24 Stunden. Spezifisches Gewicht etwas erhöht. Überschuß an Harnsäure, aber weder Eiweiß noch Zucker vorhanden.

Es wurde mit einer sehr milden Badekur begonnen. Die Bäder wurden nur ganz allmählich verlängert und sehr vorsichtig in bezug auf ihre Konzentration verstärkt. Schließlich konnten auch Sprudelbäder gut vertragen werden. Selbstverständlich bekam Patientin genaue diätetische Vorschriften, ferner Massage der Leber wie der oberen und unteren Extremitäten. In den letzten Wochen wurde auch eine sehr milde Widerstandsgymnastik angewendet. Vermittels einer siebenwöchentlichen, vorsichtigen Kur war ohne den Gebrauch irgendeines Medikamentes eine solche Kräftigung des Herzmuskels erzielt worden, daß die Patientin ohne Beschwerden längere Zeit auf ebenem Boden gehen, ja sogar leichte Steigungen überwinden konnte. Dieser Zustand vollständiger Kompensation hat sich ohne Zuhilfenahme von Medikamenten bis zur Stunde erhalten.

Die bei Klappenfehlern hier und da auftretenden Schmerzen sind meines Erachtens nicht, wie dies von einigen Autoren angenommen wird, von der Klappenläsion als solche verursacht. Wäre dies der Fall, dann müßten solche Schmerzen auch bei kompensierten Klappenfehlern häufig vorkommen; sie kommen jedoch, wie allgemein bekannt, bei den reinen Formen der Klappenfehler nur sehr selten vor. Mit geringen Ausnahmen entstehen solche Schmerzen im Stadium der Inkompensation und sind dann verursacht entweder durch Druck des ausgedehnten Herzens auf die Umgebung oder wie z. B. bei Aorteninsuffizienz durch Zugwirkung in der Längsachse des Herzmuskels. Häufig sind solche Schmerzen die Folge allgemein nervöser Zustände; in vielen Fällen aber zeigen sie den Beginn von Gefäßveränderungen an und sind dann durch diese verursacht.

Man kann bei Schwerkranken oft wahrnehmen, daß in Fällen, bei denen vorher die Digitalis so ausgiebig angewendet worden war, daß sie ihre Wirksamkeit verloren hatte, diese von neuem zur Geltung kommt, wenn man Digitalis gleichzeitig mit Bädern oder Gymnastik oder mit beiden zusammen zur Anwendung bringt. Ich konnte dies Ärzten öfters zeigen und habe auch früher schon meine Beobachtungen darüber mitgeteilt.

Bei einer chronischen Herzmuskelaffektion ist zu unterscheiden zwischen den wirklichen Herzmuskelveränderungen und den einfachen Störungen, welche durch Herzmuskelschwäche zutage treten. Fieberhafte Erkrankungen der verschiedensten Art können, ohne die Klappen zu affizieren, den Herzmuskel direkt verändern und zur Entzündung bringen.

Seit den letzten 25 Jahren hat — vom Gelenkrheumatismus abgesehen — keine Infektionskrankheit das Herz so in Mitleidenschaft gezogen wie die Influenza. Die Zahl der hier entstehenden Herzaffektionen, ebenso die Intensität der Herzerkrankungen selbst, geht nicht immer Hand in Hand mit der größeren oder geringeren Verbreitung oder Schwere der Influenzaepidemie als solche. Gar nicht selten verursacht eine leichte Influenzaerkrankung schwere Herzaffektionen. Hier und da werden die Klappen affiziert und es entstehen Klappenfehler, das ist jedoch im ganzen selten; schon viel häufiger ist das Entstehen von Herzneurosen; in der überwiegenden Zahl der Fälle wird der Herzmuskel ergriffen. Die auf der Basis der Influenza entstandenen

Herzaffektionen lassen sich in der Regel therapeutisch günstig beeinflussen.

Konstitutionelle Krankheiten, wie Diabetes und Gicht, auch die Syphilis, können direkt den Herzmuskel befallen, meist aber geschieht dies indirekt auf dem Wege der Gefäßerkrankungen. Auch die Einflüsse der Nierenerkrankungen aufs Herz sind ähnlicher Art. Alle Prozesse, welche zu sklerotischen Veränderungen führen, können auch den Herzmuskel in Mitleidenschaft ziehen; insbesondere sind es die Koronarerkrankungen, welche die Ernährung des Herzmuskels stören und ihn zu Veränderungen führen. Diese letzteren führen dann bekanntlich zu Angina pectoris vera. Fehlerhafte Lebensweise, wie speziell der Mißbrauch von Alkohol und Tabak, auch der von Kaffee und Tee begünstigen solche Prozesse; Überernährung, insbesondere in Verbindung mit ungenügender Bewegung, führen zu den verschiedenen Formen von Fettherz. Bekanntlich bewirken auch Anomalien der Thymus- und Schilddrüse leicht Fettherz. In letzterer Zeit hat man sogar ein besonderes Kropfherz unterschieden. Die Disposition zu Fettherz — in und ohne Verbindung mit Adipositas universalis — während der Klimax der Frauen wird mit Recht auf die Funktionsanomalie der Ovarien zurückgeführt.

Das Alter spielt für die Entwicklung der chronischen Herzmuskelerkrankungen eine wesentliche Rolle. Im jugendlichen Entwicklungsstadium kann das Herz durch zu rasches Körperwachstum, dem es nicht rasch genug folgen kann, notleiden. Über das Vorkommen der Herzaffektionen im kindlichen Alter bestehen große Meinungsverschiedenheiten. Nach den Berichten einzelner sollen sie — wenn man von organischen Klappenfehlern absieht — selten, nach anderen jedoch verhältnismäßig häufig vorkommen. Diese Meinungsverschiedenheiten haben verschiedene Ursachen. Wer viele Kinder aus ärmlichen Teilen einer Großstadt zu behandeln Gelegenheit hat, wo Rachitis, Skrofulose mit und ohne Anämie zu Hause sind, wird darunter viel mehr Herzaffektionen finden als derjenige, welcher Kinder von wohlhabenden Eltern oder gesunden Landbewohnern zu Gesicht bekommt.

Dazu kommt noch, daß die einen nur dauernde Störungen, die anderen auch die vorübergehenden in Betracht ziehen. Auch in der Beurteilung des Einzelfalles weichen die Meinungen voneinander ab. Bekanntlich entstehen in der Wachstumsperiode sehr leicht Geräusche am Herzen und zwar sowohl an der Basis wie an der Spitze. Sie entstehen auch ohne Vorhandensein von Anämie und Chlorose durch Schwäche der ganzen Herzmuskulatur, ganz besonders aber durch Erschlaffung der Papillarmuskeln. Das sieht man nicht nur bei schwächlichen, sondern auch bei sehr rasch wachsenden Kindern. Die hier allgemein übliche Auffassung ist, „daß das Herz nicht rasch genug dem Wachstum des Körpers folgen kann".

Bei kräftiger Lebensweise und passender Behandlung können solche Geräusche nach kürzerer oder längerer Dauer wieder total verschwinden. Die einen sehen nun in solchen Geräuschen nichts Fehlerhaftes, während andere sie als eine Abnormität auffassen, und viele sogar der Ansicht sind, daß man es möglicherweise mit einer Abnormität der Pulmonalgefäße zu tun hat. Nur eine über längere Zeit sich erstreckende Beobachtung kann hier Klarheit schaffen.

Der durch die weichen Rippenknorpel noch leicht ausdehnbare Thorax läßt die Kinder nur selten Dyspnöe oder Herzklopfen empfinden; sie klagen vielmehr über Müdigkeit, Schlaflosigkeit oder Unbehagen im ganzen Körper, und da die Perkussion hier auch nicht immer zuverlässige Aufschlüsse gibt, wird die Diagnose häufig sehr erschwert.

Und noch viel mehr Meinungsverschiedenheiten herrschen bezüglich der Herzneurosen und der einfachen Herzmuskelschwäche. Die leichte Erregbarkeit des kindlichen Gemüts hat einen sehr starken Einfluß auf die Herznerven, sowohl auf die sensiblen wie auf die motorischen. Sind solche Herzneurosen nur vorübergehender Natur, so bedürfen sie keiner Behandlung, bestehen sie jedoch längere Zeit hindurch, dann bleiben sie nicht ohne schädigenden Einfluß auf den Herzmuskel und erfordern ebenso des ärztlichen Eingriffes wie die nach fieberhaften und konstitutionellen Krankheiten auftretenden Herzmuskelschwächen, die sich leicht erkennen lassen.

Im darauffolgenden jugendlichen Alter können leicht als Ursachen für die Entstehung oder Verschlimmerung von Herzaffektionen noch hinzukommen der Sport, die Masturbation, geschlechtliche und andere Exzesse.

Daß ein hohes Alter nicht nur zur Arteriosklerose sondern zu direkten Herzmuskelveränderungen führen kann, ist eine bekannte Tatsache. Auch körperliche wie geistige Überanstrengungen, wenn sie sich über längere Zeitdauer erstrecken, greifen schon für sich allein den vorher ganz gesunden Herzmuskel an, wie dies unzweideutig an Menschen — die körperliche auch an Tieren — direkt nachgewiesen wurde. Auf einzelne dieser hier erwähnten Muskelaffektionen soll noch näher eingegangen werden.

Das gemeinsame Prinzip für die Behandlung dieser chronischen Herzaffektionen ist wiederum das beschriebene, nämlich das Herz zu einer ruhigen und stärkeren Tätigkeit anzuregen. Die Erfolge lassen sich gerade bei solchen Fällen von chronischer Herzmuskelaffektion, bei denen die Muskelveränderung noch nicht zu weit vorgeschritten ist, sehr schön erkennen. Neben der Beseitigung der Funktionsstörungen durch die kräftigere Aktion der Ventrikel und Vorhöfe, zeigt die klinische Beobachtung in vielen Fällen auch eine Wachstumszunahme der Muskulatur, so daß beginnende myokarditische Prozesse entweder ganz verschwinden oder viele Jahre lang in ihrem Fortschreiten aufgehalten werden können. In einer monographischen Bearbeitung der chronischen Herzmuskelerkrankungen habe ich über einige hierher gehörige Fälle berichtet und gezeigt, daß das Herz infolge der Behandlung wieder so gut funktionierte, daß sogar Arhythmie und der gefürchtete Pulsus alternans respektive der Pulsus bigeminus wieder verschwanden.

Ein sehr dankbares Objekt für die balneologisch-gymnastische Behandlung ist das Fettherz, von welchem man bekanntlich drei verschiedene Formen unterscheidet, nämlich die Fettumlagerung des Herzens, das Durchwachsen der Herzmuskelbündel mit Fett und schließlich die fettige Entartung des Herzmuskels. Die früheren diätetischen Kuren, so z. B. die Schrothsche Semmelkur, diejenige von Harvey-Banting, die Ebsteinsche Kur durch Fettnahrung waren allesamt Hungerkuren, welche wohl Fettverlust herbeiführten, aber häufig Schwächung und Schwund der übrigen Muskulatur und auch der des Herzens zur Folge hatten. Die Carellsche Milchkur, welche vor den genannten große Vorzüge hat, ist schließlich — wie sich dies auch aus dem Kaloriengehalt der aufgenommenen Nahrung ergibt — doch auch nur eine Hungerkur, und ich sah in den letzten Jahren Fälle, bei denen sie starke Störungen am Herzen wie auch im Nervensystem hervorgerufen hatte. Die früher so beliebten Abführkuren durch salinische Bitterwässer oder durch drastische Purgentien haben von Jahr zu Jahr an Boden verloren. Wenn es sich um jugendliche Personen mit starker Muskulatur und normaler Blutbeschaffenheit handelt, können etwas forciertere Entfettungskuren vielleicht angewendet werden, ohne Schaden zu verursachen. In anderen Fällen kommen Mißerfolge ebenso leicht vor wie bei einer forcierten Bergsteigekur.

Es bedarf aber auch all dieser einschneidenden Mittel nicht, denn bei einer richtig bemessenen diätetischen Therapie, genügender Bewegung in frischer Luft in Verbindung mit einer balneologisch-gymnastischen Behandlung läßt sich das Fett vermindern, ohne daß dabei Muskelsubstanz schwindet, ja ich konnte über Fälle berichten, bei denen bei Fettverlust sogar Muskelzunahme stattfand und alle Beschwerden verschwanden.

Die im Gefolge von Herzmuskelerkrankungen auftretende Angina pectoris soll erst später besprochen werden, da sie gewöhnlich mit Gefäßerkrankungen oder Nervenstörungen zusammenhängt.

Die Herzüberanstrengungen, die akuten wie die chronischen, haben in jüngster Zeit die Aufmerksamkeit der Ärzte wieder stark auf sich gelenkt. Neben Fragen allgemeiner Natur steht im Vordergrund die Frage, ob und in welcher Weise der stets zunehmende Sport zu Herzüberanstrengungen führt. Es war bekanntlich die Arbeit von Peacock, welcher auf Grund seiner bei Cornwalliser Bergarbeitern gemachten Beobachtungen zeigte, daß das Tragen schwerer Lasten Leitern hinauf, also körperliche Überanstrengung, Herzerkrankungen hervorruft. Diese Beobachtungen fanden in den verschiedensten Ländern Bestätigung, wie sich aus den Arbeiten einer großen Reihe von Autoren ergibt. Ich nenne hier nur Myers, Sir Thomas Clifford Albutt, da Costa, Johannes Seitz, Leyden, Fräntzel und andere. Ich selbst konnte einen kasuistischen Beitrag liefern, welcher die Arbeiten der genannten Forscher bestätigte. Nun ist nach meiner Auffassung eine chronische Herzüberanstrengung nur da möglich, wo eine Menge von akuten Überanstrengungen vorausgegangen sind.

Um die Einwirkung solch akuter Überanstrengungen aufs Herz zu beobachten, ließ ich gesunde, kräftige Männer so lange miteinander ringen, bis sich Dyspnöe, Schweißausbruch und abnorm gesteigerte Herztätigkeit einstellten. Um den intraabdominalen Druck zu erhöhen, so daß das Herz außerdem auch noch gegen

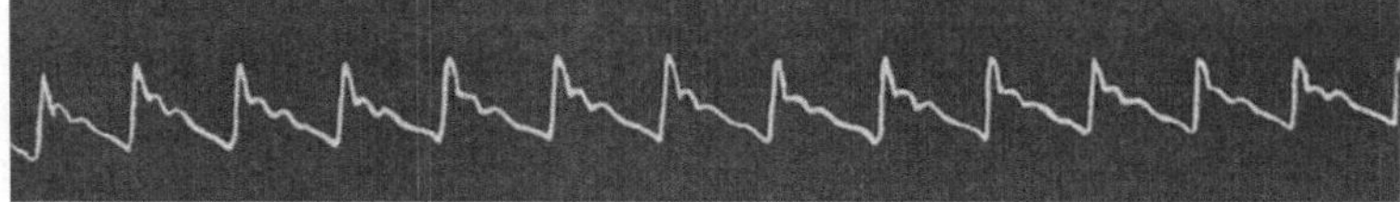

Fig. 26. 4 Uhr 33 Min. Vor dem Ringen.

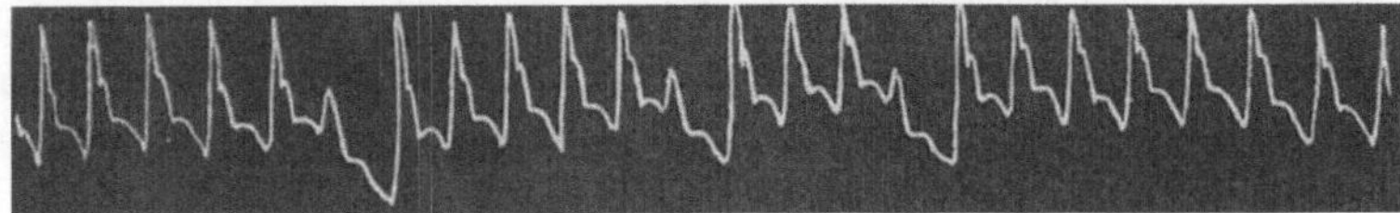

Fig. 27. 4 Uhr 45 Min. Nach 10 Minuten Ringen.

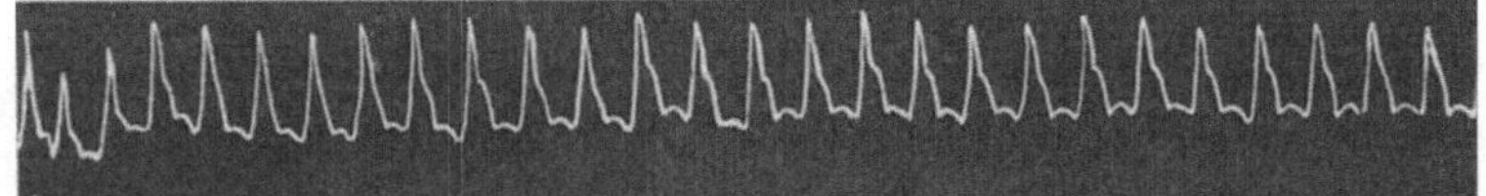

Fig. 28. 4 Uhr 54 Min. Nach weiterem Ringen.

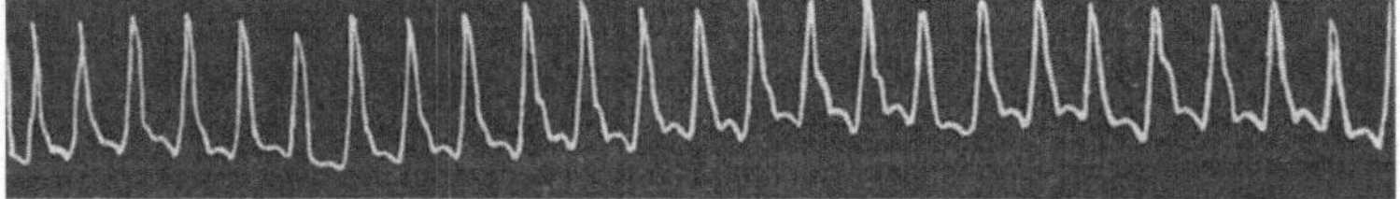

Fig. 29. 4 Uhr 56 Min. Nach 2 Minuten weiterem Ringen.

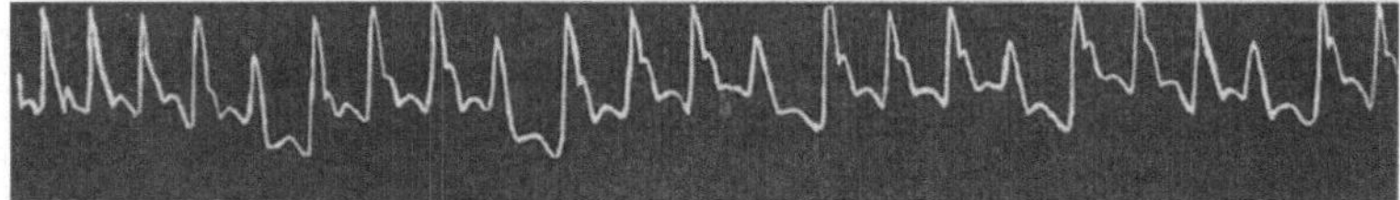

Fig. 30. 5 Uhr 20 Min. Nach 1 Minute starkem Ringen mit Einschnürung.

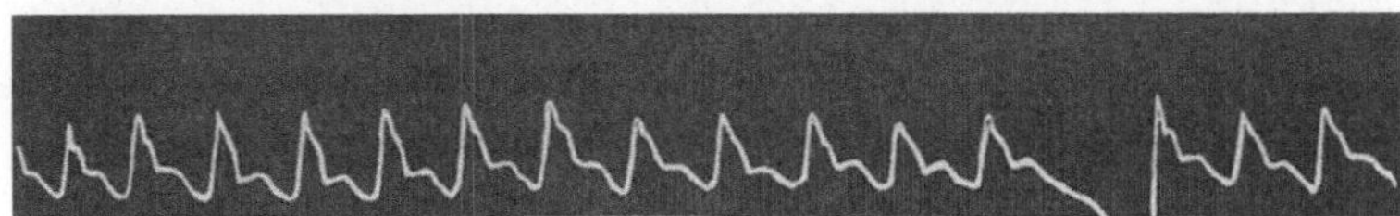

Fig. 31. Nach weiterem starken Ringen mit Einschnürung und 20 Minuten Ruhe.

diesen anzukämpfen hatte, ließ ich bei manchen Ringenden vorher den Unterleib noch stark einschnüren. Bei diesen Ringversuchen ließ sich nun folgendes beobachten. Der rasche Puls wird sehr klein, leicht unterdrückbar; in einigen Fällen, wie ich dies durch die vorstehenden sphygmographischen Kurven nachweisen konnte, auch arhythmisch.

Diese Arhythmie ist wohl nach den Untersuchungen von Knoll eine Folge des erhöhten intrakardialen Drucks. Die anfänglich vertiefte Atmung wird oberflächlicher, die Herztöne, anfänglich an der Herzspitze sehr laut, werden mit der zunehmenden Dyspnöe dumpfer; hier und da wird sogar der erste Ton an der Herzspitze etwas unrein. Der Blutdruck steigt anfangs durch die verstärkte Muskeltätigkeit sehr rasch an. Sehr beachtenswert ist für die Palpation das Herab- und Auswärtsrücken des Spitzenstoßes über die Mamillarlinie hinaus, und zwar bei herabgedrängtem Diaphragma. (Letzteres perkussorisch nachweisbar.) Drückt man mit senkrecht zum Thorax gerichtetem Finger tief in den Rippenzwischenraum ein, so läßt sich selbst bei sich stark hebender Brustwand sehr deutlich die Stelle herausfinden, an welcher die Fingerkuppe durch den Herzspitzenstoß emporgehoben wird. Die Perkussion ergibt zuerst eine Verkleinerung des Herzens; das läßt sich sehr leicht konstatieren, und ich habe schon in meinen früheren Arbeiten darauf aufmerksam gemacht. Dieses Bild scheinbarer Verkleinerung kann sowohl hervorgerufen sein durch eine vorübergehende Aufblähung der Lungen infolge der hochgradigen Dyspnöe als auch durch Drehungen des sich stark bewegenden Herzens. Läßt man die Ringversuche weiter fortsetzen, so tritt die Herzvergrößerung deutlich hervor; sie ist zuerst an der rechten, dann aber auch an der linken Seite des Herzens sehr leicht nachweisbar.

Nach Beendigung des Versuchs gehen dann die beschriebenen Symptome mehr oder minder rasch wieder zurück, Dyspnöe und Herzklopfen, ebenso Puls- und Atembeschleunigung verschwinden allmählich wieder, der Blutdruck kann manchmal abnorm niedrig werden, um schließlich zur normalen Höhe hinaufzugehen. Die Herzspitze rückt wieder an ihre ursprüngliche Stelle innerhalb der Mammillarlinie zurück, und in vielen Fällen läßt sich schon nach einigen Minuten Ruhe keine Ausdehnung mehr nachweisen. In anderen Fällen dauert es aber auch längere Zeit bis wieder normale Herzgrenzen sich einstellen.

Es sind von anderen wie auch von mir Fälle beschrieben worden, bei denen eine einzige gewaltige Überanstrengung zu dauernder Schädigung führte, und zwar bei solchen Personen, bei denen vorher keine Anomalie am Herzen zu beobachten war, oder deren Anamnese auch nicht den geringsten Anhalt für eine vorherige Herzschädigung gezeigt hatte.

Diese bei akuter Herzüberanstrengung experimentell festgestellten Tatsachen, wie auch die klinischen Beobachtungen zeigen deutlich, wie eine chronische Herzüberanstrengung sich entwickelt; sie ist nichts anderes als eine Summe von einzelnen akuten Überanstrengungen. Diese Summierung bringt es mit sich, daß der Herzmuskel allmählich die Fähigkeit verliert, sich immer wieder bis zur normalen Größe zusammenzuziehen. Es bleiben Schwäche- und Ausdehnungszustände mit all ihren Folgeerscheinungen zurück, bis dann das Bild der ausgesprochenen Herzüberanstrengung nicht mehr schwindet. Experiment und klinische Beobachtung decken und ergänzen sich in dieser Frage vollständig.

Gleichwohl wurden Zweifel laut, ob die körperlichen Überanstrengungen allein imstande seien, das Bild der chronischen Herzüberanstrengung bei einem vorher gesunden Herzen hervorzurufen. Man neigte zu der Annahme, daß ein solches Herz schon vorher abnorm gewesen oder durch Alkohol, Tabak und andere Exzesse beeinflußt gewesen sei. Diese Zweifel schienen Nahrung zu finden durch die von Moritz, Aug. Hoffmann und de la Camp ausgeführten röntgenologischen respektive orthodiagraphischen Untersuchungen. Die genannten Autoren fanden entweder gar keine Herzveränderung oder sogar Herzverkleinerungen nach Anstrengungen, und das führte sie zu dem Schluß, daß es sich auch bei meinen Ringversuchen um Personen mit bereits abnormen Herzen gehandelt habe. Nun liegen aber meine ersten experimentellen Untersuchungen 20 Jahre zurück, und ich konnte darauf hinweisen, daß die Männer, die ich damals für meine Versuche ausgewählt hatte, und die ich jetzt noch von Zeit zu Zeit wiedersehe, noch heute vollständig gesunde Herzen haben.

Die Unzuverlässigkeit der Resultate, welche man durch Untersuchung mit X-Strahlen erhält, erklärt sich aus folgendem: Bei der orthodiagraphischen wie bei der teleoröntgenologischen Untersuchung des Herzens erhält man die Orthogonale, das heißt die vertikale Projektion der größten Schattenausdehnung in einer Ebene. Bei einem ruhenden Organ ist diese Ebene stets dieselbe. Ganz anders verhält es sich bei einem sich bewegenden Organ wie das Herz. Zwar erhält man auch hier bei einem ruhig schlagenden Herzen klare Bilder in bezug auf Form und Größe. Aber auch hier schon ergeben sich ganz bedeutende Differenzen zwischen den orthodiagraphischen und teleoröntgenologischen Aufnahmen; Differenzen, die nicht so sehr in der Verschiedenheit der technischen Ausführung, als in der Methode im ganzen ihren Ursprung haben. Noch schwieriger wird die Lösung der Frage, wenn es darauf ankommt, bestimmte Schlüsse zu ziehen aus dem Ergebnis des Vergleichs zweier Herzbilder, die bei demselben Individuum zu verschiedenen Zeiten aufgenommen worden sind, wie dies hier der Fall ist. Änderungen in der Stellung des zu Untersuchenden, in dem jeweiligen Stand des Zwerchfells, führen hier zu ganz verschiedenen Bildern. Ganz besonders aber treten diese Differenzen bei einem sich stark bewegenden Herzen zutage. Drehungen nach allen Richtungen, Rotationen um die eigene Achse folgen hier rasch aufeinander. Dazu kommt noch, daß man von den drei Durchmessern des Herzens bei ein und derselben Aufnahme stets nur zwei Durchmesser zu Gesicht bekommt, meist nur die Längs- und Breitendurchmesser (der Tiefendurchmesser fehlt dann) und diese von einer Ebene, die nicht bestimmt werden kann.

Die Verschiedenheit, die dadurch hervorgerufen wurde, daß die Aufnahme nicht jedesmal immer genau in demselben Stadium einer einzelnen Herzevolution erfolgte, hat man in der letzten Zeit zu überwinden gesucht, doch ist dies bis jetzt noch unvollkommen gelungen. Ganz aussichtslos ist der Versuch, Skiagramme miteinander zu vergleichen, die man dadurch erhält, daß man das Herz gleichzeitig von zwei verschiedenen Seiten aufnimmt.

Die Erfahrung hat ergeben, daß die Resultate der Röntgenuntersuchungen für solche Vergleichszwecke noch mangelhaft sind. Das lehren denn auch die Versuche von Baldes, Heichelheim und Metzger; diese fanden bei gesunden Personen, welche zum Zweck der Untersuchung sehr weite Märsche in großer Hitze zurückgelegt hatten, ganz verschiedene Resultate. Die Röntgenbilder ergaben z. B. Vergrößerung des rechten mit gleichzeitiger Verkleinerung des linken Herzens; ein anderes Mal zeigten sie gerade das Umgekehrte, nämlich Verkleinerung des rechten mit gleichzeitiger Vergrößerung des linken Herzens. Auch ich sah bei den orthodiagraphischen Aufnahmen im Verlaufe der Ringversuche sehr wechselnde Bilder, d. h. bald Verkleinerungen, bald Vergrößerungen, je nach der augenblicklichen Stellung des Herzens.

Daß bei einem vorher abnormen Herzen die Gefahr der Überanstrengung nahe liegt, ist selbstverständlich. Daß eine solche Überanstrengung aber auch bei gesunden Menschen vorkommt, wie dies meine Ringversuche ergaben, sollte nochmals einwandfrei festgestellt werden. Das konnte nur durch Tierexperimente geschehen. Diese habe ich denn auch vor mehreren Jahren in folgender Weise an Hunden ausgeführt. Um das schlagende Herz nach außen sichtbar und die Herzgrenzen für den Finger deutlich fühlbar zu machen, wurden den Hunden rechts und links über dem Herzen Rippenstücke subperiostal reseziert. Nachdem die Wunden vollständig geheilt waren, liefen die Tiere unter starker Anstrengung in einem Rad, das eine Wasserpumpe trieb. Nachdem diese Anstrengungen längere Zeit gedauert hatten, ließen sich die Herzausdehnungen sehr leicht sichtbar und fühlbar nachweisen, sowohl von mir wie auch von den anwesenden Ärzten, unter denen auch ein Tierarzt war. Zum Zweck einer genauen Prüfung wurde dann das Tier getötet und die Sektion von dem Direktor des pathologisch-anatomischen Instituts des Senckenbergianum in Frankfurt am Main, Fischer, vorgenommen. Die Autopsie ergab normale Allgemeinzustände wie auch ein absolut gesundes Herz.

Die von Gerhardt und von Bruns angestellten plethysmographischen Untersuchungen, über welche sie auf dem Kongreß für innere Medizin zu Wiesbaden 1913 berichtet haben, bestätigen die Ergebnisse meiner hier mitgeteilten Experimente. Auch de la Camp ist bei seinen neueren Untersuchungen an Skiwettfahrern, über die er bei derselben Gelegenheit berichtete, zu ähnlichen Resultaten gelangt.

So ist denn nachgewiesen, daß auch beim gesunden Herzen der Symptomenkomplex der chronischen Herzüberanstrengung zustande kommen kann. Diese Tatsache beansprucht das ärztliche Interesse in hohem Maße, da durch übertriebenen Sport die Fälle von Herzüberanstrengung immer häufiger zu werden drohen. Auch geistige Überanstrengungen, sowie starke Gemütsbewegungen führen nicht selten zu Herzanomalien.

Es bedarf wohl kaum des Hinweises, daß man bei solch überanstrengten Herzen für die nächste Zeit Ruhe verordnet. Bei stark und lang fortgesetzt überanstrengten Herzen reicht jedoch die Ruhe nicht aus, um wieder vollständige Kompensation herbeizuführen. Es bleiben Herzmuskelschwäche und Dilatation bestehen, und solche Fälle kommen in steigendem Maße alljährlich zur balneologischen Behandlung.

Stellen sich bei sonst gesunden Frauen schon an und für sich hier und da während der Gravidität leicht Herzbeschwerden ein, so ist dies bekanntlich noch mehr der Fall, wenn vorher schon Herzaffektionen, insbesondere Klappenfehler vorhanden waren. Bei einer vorsichtigen Behandlung, bei Vermeidung von kühlen und sehr starken Badeformen können auch während fortschreitender Gravidität die Beschwerden vermindert werden oder sogar gänzlich schwinden. Wo eine Neigung zu Abort oder Frühgeburt bestand, habe ich als Regel solch gravide Frauen nicht baden lassen, muß jedoch folgendes zufügen: Einige wenige Fälle, die mit Herzmuskelaffektionen oder Klappenfehlern behaftet waren, und bei welchen vorher mehrmals Aborte eingetreten waren, wurden mir von ihren Ärzten ihrer hochgradigen Beschwerden wegen während der ersten Monate der Gravidität zugeschickt mit dem ausdrücklichen Ersuchen, ihnen, soweit es möglich ist, durch eine Badekur Erleichterung ihrer Dyspnöe zu verschaffen. In der Tat wurde die Dyspnöe durch eine vorsichtige Badekur gebessert, und die Schwangerschaft verlief normal.

Die motorischen wie die sensiblen Herzneurosen — auch die nervöse Angina pectoris — bieten ein sehr günstiges Behandlungsobjekt. Die beruhigende Wirkung des Bades wie einer vorsichtigen Widerstandsgymnastik haben oft sehr rasch das Nachlassen und Verschwinden einer Tachykardie und Arhythmie zur Folge, und eine auf rein nervöser Basis entstandene Bradykardie macht häufig normaler Herzfrequenz Platz. Herzklopfen und Herzschmerzen vergehen meist innerhalb kurzer Zeit, und durch Kräftigung des allgemeinen Nervensystems lassen sich auch neurasthenische Herzzustände günstig beeinflussen.

Hierher gehört auch der von Herz vor einigen Jahren unter dem Namen Phrenokardie beschriebene Symptomenkomplex. Es sind in der Hauptsache sensible und motorische Neurosen, welche mit Veränderung der Atmung verbunden, auf sexueller Basis meist in den Entwicklungsjahren entstehen, oft aber auch noch viel später vorkommen. Daß in diesen Fällen eine psychische Behandlung zweckmäßig mitverwendet wird, ist selbstverständlich.

Tachykardien, auch die paroxysmalen, können als rein nervöse Zustände einige Zeit bestehen, ohne besondere Störungen hervorzurufen; dauern jedoch die einzelnen Anfälle sehr lange oder wiederholen sie sich häufig und durch lange Zeit hindurch, so führen sie nach meiner Erfahrung zu Herzmuskelschwäche mit all ihren Folgeerscheinungen.

Ich wies schon vor vielen Jahren darauf hin, daß bei Morbus Basedowii gerade die stärksten Badeformen, Sprudel- und Sprudelstrombäder, sich als ganz besonders wirksam erweisen. Ob es sich hierbei lediglich um einen günstigen Einfluß auf den Nerv-Muskelapparat des Herzens oder um eine Besserung der sekretorischen Vorgänge seitens der Schilddrüse handelt, bleibt dahingestellt.

Meine Erfahrungen bei der Behandlung der Barlowschen Krankheit erstrecken sich nur auf wenige Fälle. Diese betrafen Kinder zwischen dem 2. und 12. Lebensjahr. Bei einem 2jährigen Mädchen ist der Fall ein sehr schwerer gewesen und bedurfte einer mehrjährigen Wiederholung der Kur. Ich habe noch jetzt, nach 20 Jahren, Gelegenheit, das Mädchen, das sich in jeder Beziehung normal entwickelt hat, zeitweise zu sehen.

Eine lebhafte Diskussion wurde in der letzten Zeit über das sogenannte Myomherz geführt. Das Vorkommen eines solchen wird von der einen Seite ebenso behauptet wie von der anderen Seite bestritten. Es ist sicher, daß selbst große Myome des Uterus bestehen können, ohne daß das Herz wesentlich in Mitleidenschaft gezogen wird, während bei anderen Patientinnen schon kleinere Tumoren ernste Störungen am Herzen hervorrufen können. Die Frage ist zur Stunde noch unentschieden, ob es sich hierbei um Anomalien innerer Sekretion oder um direkte Zirkulationsstörungen handelt.

Die Behandlung der Arteriosklerose hat stets das ärztliche Interesse in hohem Maße wachgerufen. Es muß in erster Linie betont werden, daß arteriosklerotische Veränderungen, wenn einmal vorhanden, durch keines der bekannten Mittel — medikamentöser oder anderer Art — wieder zum Verschwinden gebracht werden können. Es kann sich in solchen Fällen nur darum handeln, dem Vorwärtsschreiten dieses Prozesses Einhalt zu tun oder ihn zu verlangsamen und etwaige Folgeerscheinungen dieser Gefäßveränderungen zu beseitigen oder zu bessern. Bei Kranken mit beginnender oder noch nicht weit vorgeschrittener Arteriosklerose — solche machen einen verhältnismäßig großen Prozentsatz der alljährlich nach Nauheim Kommenden aus — gelingt es, mit den physikalischen Heilmethoden oft recht schöne Erfolge zu erzielen.

Die Arteriosklerose sieht man heutzutage bekanntlich als eine Gefäßveränderung an, welche durch Aufbrauch mannigfacher Art entsteht. Für das Zustandekommen arteriosklerotischer Prozesse spielen bekanntlich eine Anzahl von Faktoren eine große Rolle. Neben der Erblichkeit sind es besonders konstitutionelle Krankheiten wie Syphilis, Diabetes, Gicht und auch Obesitas. Ferner gehören hierher Alkohol- und Tabakmißbrauch, sowie anhaltende körperliche und geistige Überanstrengungen.

Das Verhalten des Blutdrucks kann nicht als einziger Maßstab dienen für die Beurteilung des arteriosklerotischen Prozesses, wie dies von manchen Autoren angenommen wird. Es läßt sich nicht einfach der Schluß ziehen, daß ein hoher Blutdruck eine weit vorgeschrittene, ein niedriger Blutdruck eine weniger ausgesprochene Arteriosklerose anzeige. Es gibt z. B. Kranke, bei welchen schon starke Kalkablagerungen der Gefäße bestehen, und die Höhe des Blutdrucks ist nicht weit über der normalen; ja es gibt sogar solche mit abnorm niedrigem Blutdruck. Diese Tatsache ist für die Diagnose von großer Wichtigkeit.

Ebensowenig wie die Höhe des Blutdrucks ein Maßstab dafür sein kann, ob ein arteriosklerotischer Prozeß schon mehr oder weniger weit fortgeschritten ist, ebensowenig darf der Blutdruck allein bestimmend sein für die Beurteilung des Wertes therapeutischer Eingriffe. Vielfach hält man jedes Mittel, welches den Blutdruck erhöht, für kontraindiziert; in blutdruckerniedrigenden Mitteln glaubt man einen wichtigen Heilfaktor zu finden. So zum Beispiel wird in einer Anzahl von Arbeiten, in welchen die Einwirkung des Jods, des elektrischen Stroms und der Sauerstoffbäder besprochen wird, nach dem Sinken des Blutdrucks allein der Einfluß auf den sklerotischen Prozeß bemessen. Es wurde schon früher darauf hingewiesen, daß das Jod, ohne irgendwelche Einwirkung auf den Blutdruck auszuüben, arteriosklerotische Beschwerden günstig beeinflußt, höchstwahrscheinlich durch seine chemische Einwirkung auf das Blut. Ebenso muß erwähnt werden, daß die fast stets nur vorübergehende, blutdruckerniedrigende Wirkung der Sauerstoffbäder wie des elektrischen Stroms uns über die Einflüsse dieser therapeutischen Maßnahmen auf die Arteriosklerose selbst keinen Aufschluß gibt. Die blutdruckerniedrigende Wirkung ist hierbei auch gar nicht das wichtigste.

Selbstverständlich muß in Fällen von abnorm hohem Blutdruck die Therapie darauf gerichtet sein, ein noch weiteres Steigen des Blutdrucks zu verhindern, da sonst dem Herzen wie auch dem Gefäßsystem leicht geschadet werden kann. In solchen Fällen bedarf auch die physikalische Behandlung besonderer Vorsicht. Die Bäder dürfen nicht zu kühl verabreicht werden, der Kohlensäuregehalt muß sich in mäßigen Grenzen bewegen. Aus diesem Grunde sind bei Arteriosklerotikern auch die stärksten Formen der Sprudelstrombäder nicht zu verwenden. Bei der Gymnastik dürfen nur geringe oder mäßige Widerstände in Anwendung kommen. Ich habe schon in früheren Arbeiten darauf hingewiesen, daß es bei richtig bemessener balneologisch-gymnastischer Behandlung gelingt, den Blutdruck günstig zu beeinflussen.

Die bereits erwähnten Blutdruckmessungen, die ich im vergangenen Jahre mit meinem Assistenten Degenhardt mit neueren Untersuchungsmethoden an einer größeren Zahl von Patienten vorgenommen, haben meine früheren Untersuchungen bestätigt.

Sehr hochgradige Veränderungen am Herzen und Gefäßapparat eignen sich jedoch, worauf an anderer Stelle hingewiesen wird, nicht mehr für die physikalische Behandlung.

Die Angina pectoris nimmt unter den chronischen Herzleiden eine ganz eigenartige Stellung ein. Es kommt dies daher, daß ihr Symptomenkomplex — Schmerzparoxysmen verbunden mit starken Angstgefühlen — verschiedene Ursachen haben kann. Die rein nervöse Angina pectoris wurde bereits besprochen. Bei der Angina pectoris vasomotorica werden die Beschwerden durch periphere Gefäßkrämpfe rein reflektorisch ausgelöst. Am häufigsten werden die stenokardischen Anfälle verursacht durch sklerotische Veränderungen im Verlauf der Koronargefäße oder an der Aorta, besonders an der Abgangsstelle der Arteriae coronariae: die Angina pectoris vera. Die Einwirkung der balneologisch-gymnastischen Therapie auf die rein nervöse wie auch auf die vasomotorische Angina pectoris ist ohne weiteres klar. Bei der Angina pectoris vera ist zu unterscheiden zwischen der Behandlung während des stenokardischen Anfalls selbst und derjenigen in der anfallfreien Zeit. Dabei kommt noch die Frage in Betracht, auf welche Weise die stenokardischen Anfälle zustande kommen. Sie werden in einer großen Reihe von Fällen wohl unstreitig durch einen Gefäßkrampf der Koronararterien und der dadurch bedingten Ischämie des Herzens hervorgerufen. Die Auffassung, auf welchem Weg hier die Schmerzparoxysmen entstehen sollen, ist bei verschiedenen Autoren verschieden. Roß, Head und Mackenzie nehmen an, daß die Schmerzempfindung auf reflektorischem Weg zustande kommt, und zwar, daß die Reize durch Vermittlung von Rückenmark und Hirn zentrifugal zum Herzen geleitet werden. (Viscero-Sensory-Reflex nach Mackenzie.) Neusser nimmt an, daß durch den Reiz in den Vasomotoren des Herzens ein Krampfzustand der Koronargefäße hervorgerufen wird und dabei der Schmerz durch sensible Sympathikusfasern zentripetal weiter geleitet wird.

Gegen diese Schmerzparoxysmen erweisen sich die Nitrite sehr wirksam. Das Nitroglyzerin, besonders in der flüssigen Form, steht hier obenan. Die anderen hierhergehörigen Medikamente wurden bereits erwähnt. Bei sehr lang andauerndem Schmerzanfall mit starkem Angstzustand ist oft eine subkutane Morphiuminjektion kaum zu entbehren und oft von sehr wohltätigem Einfluß sowohl durch Beseitigung des Schmerzes als auch durch die psychische Beruhigung des Kranken. In vielen Fällen konnte ich das Morphium durch die bereits früher erwähnte Hitzeapplikation ersetzen; dies hilft oft sehr rasch die Herzkrämpfe beseitigen.

Sehr wichtig ist die Behandlung in der anfallsfreien Zeit. Es ist zwar noch nicht lange her, daß vielfach angenommen wurde, die Patienten bedürften in der anfallsfreien Zeit keiner Behandlung; auch bei der Angina pectoris vera sei nur der im Herzen gelegene Ganglienapparat ergriffen und alles andere sekundärer Natur. Die Zahl der Anhänger dieser Theorie ist wohl heute eine verschwindend kleine. Die pathologisch-anatomischen Untersuchungen und die klinischen Beobachtungen weisen bei länger bestehender Stenokardie sowohl auf organische Veränderungen des Herzmuskels und des Herzgefäßapparates wie auch auf funktionelle Störungen des Herzens hin. In diesem Sinne sprachen sich bereits Parry und Stokes aus, und ihre Lehren fanden später Bestätigung durch Traube, Potain, Germain Sée, Leyden, Fränkel und viele andere; vor vielen Jahren konnte ich in einer monographischen Bearbeitung darauf hinweisen, daß bei der Angina pectoris vera auskultatorisch wie perkussorisch sich Veränderungen im Verlauf der Krankheit nachweisen lassen. Die Herztöne werden oft schwächer, hier und da stellt sich eine Arhythmie ein, ja bisweilen sogar ein Galopprhythmus. In anderen Fällen beobachtete ich, daß der erste Herzton während des Anfalls unrein wurde und noch einige Zeit nach dem Anfall unrein blieb. Auch perkussorisch läßt sich oft während des Anfalls eine deutliche Vergrößerung des Herzens nachweisen, welche besonders die linke Herzhälfte betrifft. Bei stärkerem Fortschreiten des arteriosklerotischen Prozesses auf größere Koronargebiete kann dann schließlich auch das ganze Herz sich ausdehnen, und zwar nicht nur während des stenokardischen Anfalls sondern auch über diesen hinaus. Häufen sich die Anfälle, dann bleibt die Ausdehnung immer länger und länger bestehen, um schließlich gar nicht mehr zu verschwinden. Daß in vorgeschrittenen Fällen von Angina pectoris vera schließlich die ganze Herzmuskulatur ergriffen werden kann, ist allgemein bekannt. Viele an Myokarditis leidende Patienten kommen erst wegen ihrer stenokardischen Beschwerden in ärztliche Behandlung.

Es leuchtet nach dem Geschilderten ohne weiteres ein, daß es nicht genügt, den stenokardischen Anfall allein wirksam zu bekämpfen; die Behandlung muß ganz besonders auch darauf gerichtet sein, das Herz kräftig zu erhalten und die Blutzirkulation in den Koronargefäßen zu erleichtern und zu verbessern, mit anderen Worten, es handelt sich auch hier um eine tonisierende Behandlung des Herzmuskels, der Herzgefäße und eventuell auch des Herznervenapparates. Hat die Sklerose noch nicht zu sehr hochgradigen Veränderungen in den Koronargefäßen geführt, und ist der Herzmuskel noch nicht zu stark entartet, dann bewirkt die balneologisch-gymnastische Behandlung, daß die Anfälle oft viel milder verlaufen, viel seltener auftreten, hier und da sogar ganz verschwinden. Ja, diese Therapie kann sich auch in solchen Fällen nützlich erweisen, in welchen die Nitrite und hier ganz besonders das Nitroglyzerin ohne Wirkung geblieben waren. So hat z. B. Rives im New York Medical Journal über einen solchen, bei mir beobachteten Fall Näheres mitgeteilt.

Die Patienten leiden nicht nur während und nach einem solchen Anfall sehr, sondern sie kommen, wenn die Krankheit einige Zeit bestanden hat, nicht mehr aus ihren Aufregungs- und Depressionszuständen heraus. Solche Patienten fühlen in der Tat das Damoklesschwert fortwährend über sich hängen. Neben den diätetischen und anderen Allgemeinvorschriften erfordert die direkte Herzbehandlung bei solchen Kranken ganz besondere Aufmerksamkeit und Vorsicht. Ein zu kühl bemessenes Bad kann leicht Schmerzparoxysmen auslösen. Angreifende Bäder oder zu starke Widerstände bei der Gymnastik können Schwindel und besonders Druckempfindung am Herzen vermehren. Dadurch wird auch gleichzeitig das gesamte Nervensystem mitaffiziert; es stellen sich leicht Aufregungs- oder Depressionszustände ein, und solche Leidende verlieren oft sehr rasch allen Mut und geben entweder jegliche Behandlung auf oder erschweren sie derart, daß nicht selten weitere Mißerfolge sich einstellen. Es dürfte deshalb geboten sein, den Modus der Behandlung hier an einem Falle wiederzugeben. Die sphygmographischen Kurven zeigen zugleich die Veränderungen am Gefäßapparat.

H. aus F., Kaufmann, 40 Jahre alt, kam am 28. Juli 1886 zuerst in meine Behandlung. Die Anamnese ergab folgendes: Im Dezember 1885 starke und anhaltende Gemütsbewegungen; wenige Tage darauf stellen sich anfallsweise Schmerzen in der Herzgegend ein; die Anfälle häufen sich immer mehr, Herzklopfen und Dyspnöe gesellen sich hinzu. Vom 10.—18. April 1886 kommen die Anfälle so häufig, daß Patient bettlägerig wird. Seit jener Zeit vergeht keine Woche, ohne daß mehrere Anfälle, sowohl am Tage, wie in der Nacht auftreten.

Status am 28. Juli 1886: Patient (welchen ich gerade während eines Anfalles zum ersten Male untersuchte) sieht sehr blaß aus, wagt nicht, sich zu bewegen, atmet sehr ängstlich, unregelmäßig und oberflächlich. Die Hauptbeschwerde bildet ein Schmerz in der Herzgegend und besonders im oberen Teil des Sternums sowie im zweiten linken Interkostalraum; ferner bestehen ausstrahlende Schmerzen nach der linken Achselhöhle und dem linken Arm, sowie nach dem Rücken; Puls kaum zu fühlen, leicht wegdrückbar, unregelmäßig. Frequenz 50 in der Minute. Blutdruck

80 mm Hg. Arterienrohr an der Radialis nicht zu fühlen. Auch an den übrigen peripheren Arterien keine sklerotischen Veränderungen nachweisbar.

Diagnose: Es bestand kein Zweifel, daß es sich im vorliegenden Falle um Angina pectoris handelte.

Therapie: Mit kaum nennenswertem Widerstand ließ ich einige Armbewegungen, von welchen jede einzelne in mehrere Pausen zerfiel, ausführen, und zwar derart, daß nach jeder Übung wiederum eine größere Ruhepause eintrat. Auch wurde streng darauf gesehen, daß H. während der gymnastischen Übungen tiefe und regelmäßige In- und Exspirationen machte. Schon nach zehn Minuten fühlte sich Patient bedeutend erleichtert und nach 15 Minuten ziemlich frei von subjektiven Beschwerden. Sonst hatte ein stenokardischer Anfall mindestens $^1/_2$ Stunde, viele sogar 2 und mehr Stunden gedauert. Puls 72, viel voller und regelmäßiger. Den Unterschied vor und nach der Gymnastik zeigen die beiden folgenden Pulskurven Fig. 32 und Fig. 33 sehr deutlich.

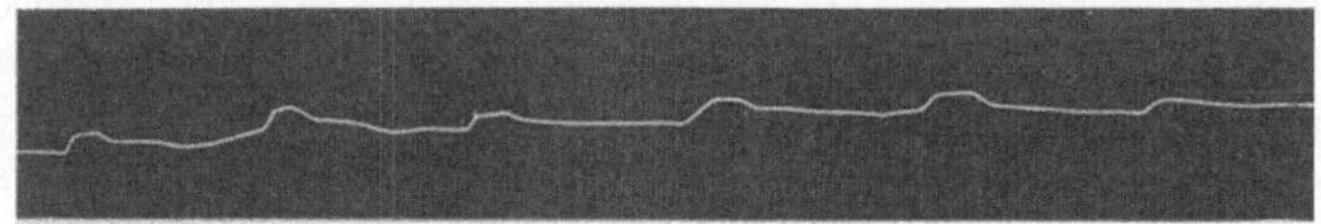

Fig. 32. Vor der Gymnastik.

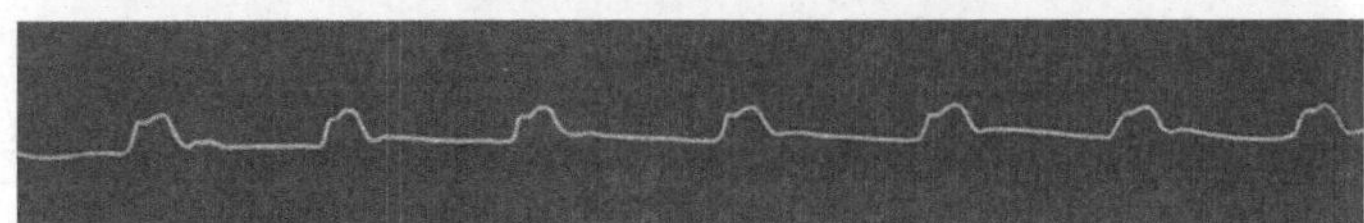

Fig. 33. Nach $^1/_2$ Stunde Widerstandsgymnastik (geringer Widerstand, Pausen während jeder einzelnen und zwischen je zwei Übungen).

Blutdruck nicht konstant, schwankt zwischen 85 und 90 mm Hg (mit dem Baschschen Sphygmomanometer gemessen). Patient fühlt sich nach dem Anfalle nur noch müde und angegriffen, klagt über Appetitlosigkeit.

Schlaf in der darauffolgenden Nacht schlecht, sehr oft unterbrochen.

Am 29. Juli erstes Bad, und zwar ein einprozentiges, kohlensäurefreies Solbad, 32° C, 5—6 Minuten Dauer. Danach fühlt sich Patient viel gekräftigter und wohler; Atmung regelmäßig,

Puls zwar rhythmisch, aber noch etwas klein, wenn auch voller als vor dem Bad; Blutdruck 90 mm Hg.

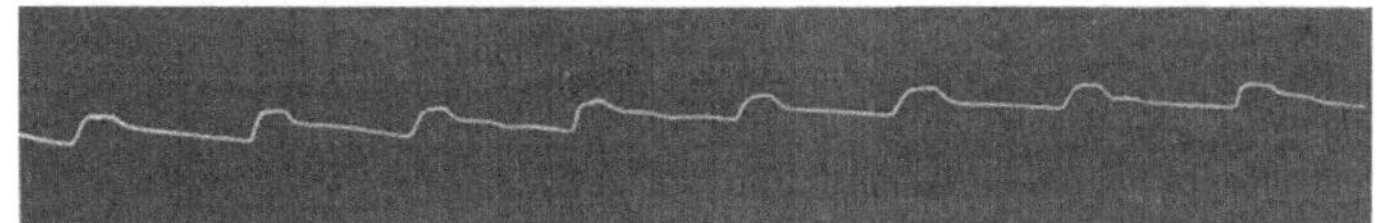

Fig. 34. Nach dem ersten Bad (einprozent. Solbad 32° C 5—6 Min. Dauer).

Die nächsten Tage fühlte Patient sich viel wohler; die Bäder werden etwas länger, 8—10 Minuten genommen; an jedem zweiten Tag Pause. Am 2. August verursacht Bier, welches trotz Verbots am Abend getrunken wurde, starke Schmerz- und Druckempfindung in der Herzgegend; infolgedessen Schlaflosigkeit. Puls am darauffolgenden Morgen kaum zu fühlen und unregelmäßig.

Am 3. und 4. August Befinden gut, am 5. ruft ein halbstündiger Spaziergang starke Druckempfindung in der Herzgegend hervor; es kommt jedoch zu keinem stenokardischen Anfall. Während vor dem Gang der Puls regelmäßig und voll war, zeigte derselbe nach dem Spazierengehen vollständige Arhythmie und war kaum zu fühlen. Die Pulskurven Fig. 35 und Fig. 36 zeigen den Unterschied sehr klar.

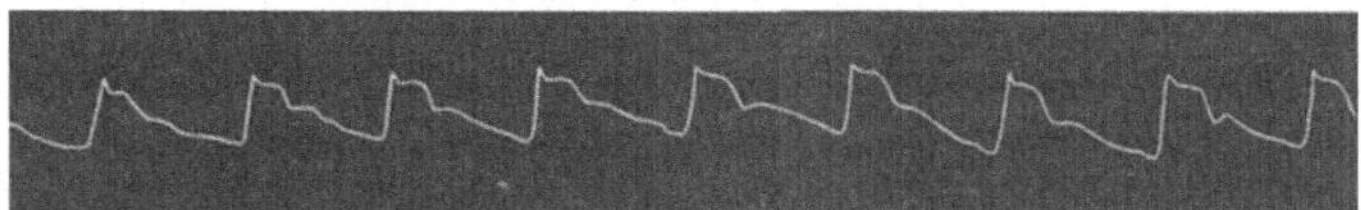

Fig. 35. Vor dem Spazierengehen.

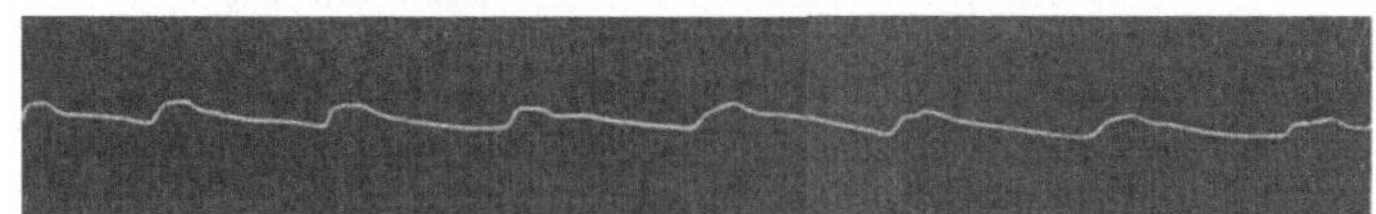

Fig. 36. Nach einem halbstündigen Spaziergang auf ebenem Boden.

Gegen meinen Rat verhält sich Patient auch während der nächsten Tage nicht ganz ruhig und bekommt in der Nacht von dem 8. auf den 9., sowie am 10. August vormittags je einen leichten Anfall. Den letzteren sah ich von Beginn an und konnte sehr deutlich die Wirkung einer halbstündigen Widerstandsgymnastik auf Herzgrenzen und Puls beobachten. Im Verlauf der Übungen nahm die Dilatation ab und der stenokardische Anfall verschwand.

Die Veränderung, wie sie der Puls zeigte, und wie sie hier durch die beiden Pulskurven Fig. 37 und Fig. 38 wiedergegeben wird, bedarf wohl keiner besonderen Erklärung.

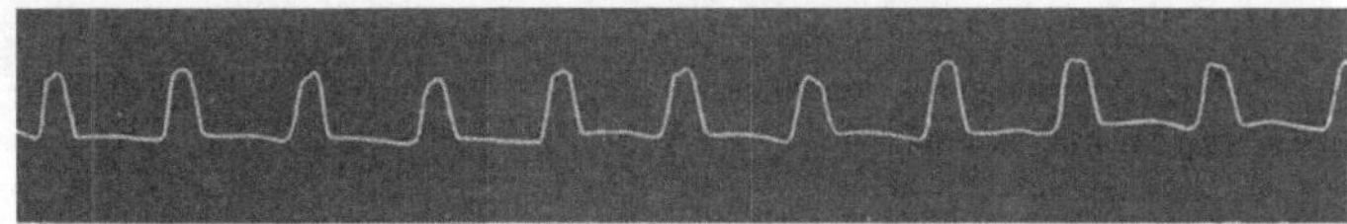

Fig. 37. Während eines stenokardischen Anfalls.

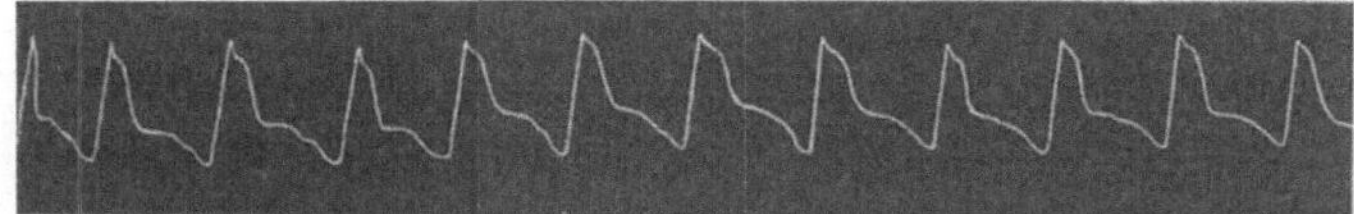

Fig. 38. Nach halbstündiger Widerstandsgymnastik.

Die nächsten Tage wurde mit der Konzentration des Salzgehaltes des Bades bis zu 2% gestiegen und leicht kohlensäurehaltige Bäder mitverwendet, Dauer bis zu 15 Minuten, Temperatur 31,5° C. Patient fühlte sich die ganze Woche sehr wohl. Der Blutdruck meist über 100 mm Hg, Pulsfrequenz zwischen 72 und 80, voll, kräftig, wie es die Pulskurve Fig. 39 zeigt.

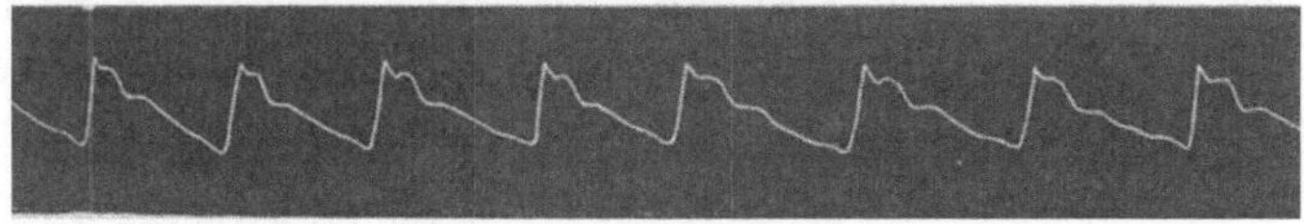

Fig. 39. Kurve am 19. August. Nach 12 Solbädern und täglich 1—2 mal. halbstünd. Widerstandsgymnastik.

H. konnte die letzten Tage ohne irgendwelche Beschwerden bis zu $^1/_2$ Stunde Dauer auf ebenem Boden spazieren gehen; er glaubte deshalb, am 21. August, selbst gegen meinen Willen, den Johannisberg hinaufsteigen zu können. Allein schon während des Aufstiegs trat Herzklopfen und Dyspnöe auf, und kurze Zeit nach dem Heruntersteigen stellten sich starke Druckerscheinungen in der Herzgegend ein, welche jedoch nach Auflegen eines mit heißem Wasser gefüllten Gummibeutels und Anwendung vorsichtiger Widerstandsgymnastik bald verschwanden; es kam nicht zum Ausbruch eines wirklichen Anfalls. Der Puls, anfänglich etwas kleiner (wie die Pulskurve Fig. 40 ihn wiedergibt),

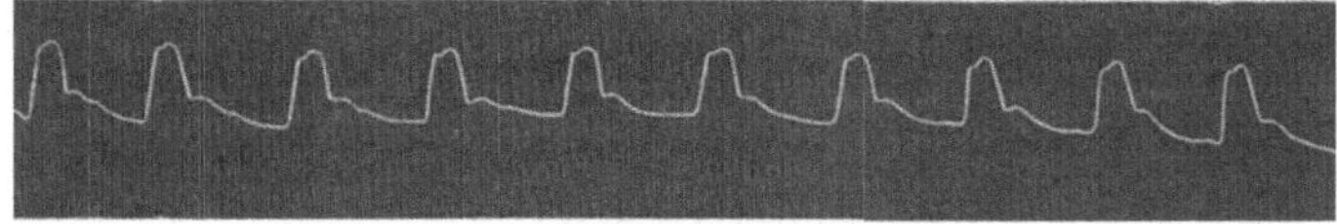

Fig. 40. Nach Besteigen des Johannisberges.

zeigt nach Gymnastik und Hitzeapplikation normale Verhältnisse; auch das Herz, anfänglich etwas dilatiert, geht bis zu den normalen Grenzen zurück.

Bezüglich der Bäder war mittlerweile derart eine Steigerung der Konzentration eingetreten, daß mittels Mutterlauge (bis zu 6 l im Bad) der ClCa-Gehalt vermehrt wurde; Temp. 31° C, Dauer bis zu 20 Minuten.

Patient lebte nunmehr strikte nach den Verordnungen, trank täglich mehrere Tassen Milch oder Kakao, eine Flasche Wein und ca. 100 ccm Kognak, aß alle drei Stunden kleinere Mengen einer leichtverdaulichen gemischten Kost. Als Fett bekam er täglich 100—125 g Butter. Der Wassergenuß wurde nicht beschränkt, und nur die Aufnahme größerer Mengen Flüssigkeit auf einmal, sowie zu starke Anfüllung des Magens mit festen Speisen unterblieb aus Gründen, wie ich sie bereits an anderer Stelle anführte. Gehen auf ebenem Boden wurde sehr gut vertragen, und Spaziergänge von 2 Stunden Dauer riefen keinerlei Beschwerden mehr hervor.

Am 28. August wurde das erste Sprudelbad von 10 Minuten Dauer genommen. H. fühlt sich danach ganz besonders wohl, so daß nunmehr die Sprudelbäder fortgesetzt werden. Eine Kurvenaufnahme nach dem 5. Sprudelbad am 2. September gibt das Sphygmogramm Fig. 41 wieder.

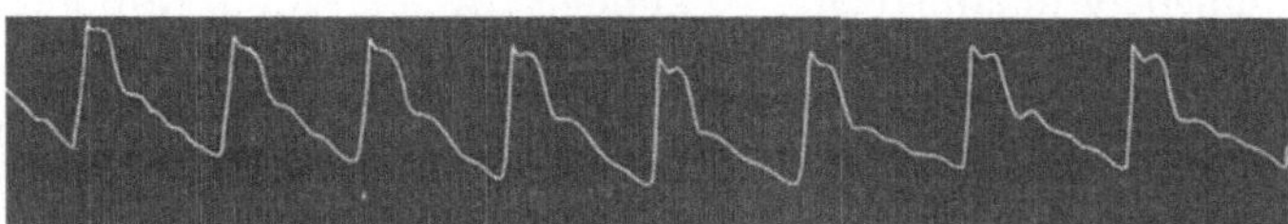

Fig. 41. Nach einem Sprudelbade (Kurve 1/4 Stunde nach dem Bade aufgenommen).

Der Blutdruck war auf 120 mm Hg gestiegen.

Nunmehr erlernte der Patient die Selbsthemmungsgymnastik, welche er täglich 2—3 mal $^1/_2$ Stunde lang ausführte. Die Wirkung dieser Gymnastik zeigt das Sphygmogramm Fig. 42.

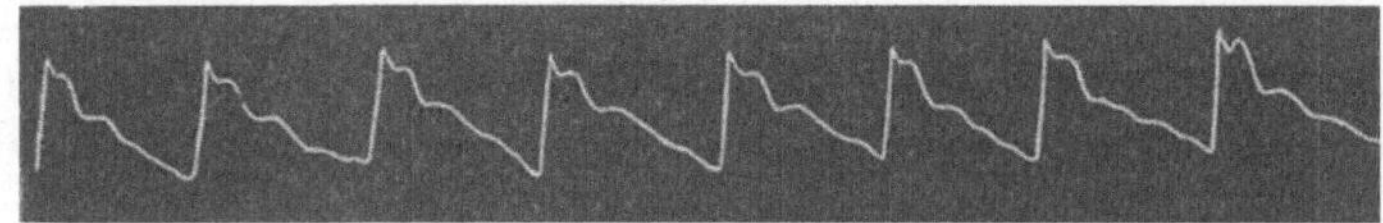

Fig. 42. Nach $^1/_2$ Stunde Selbsthemmungsgymnastik.

Der Blutdruck war auf 135 mm Hg danach gestiegen.

Am 20. September, nachdem H. 41 Bäder, und zwar 12 gewöhnliche Sol-, 16 kohlensäurehaltige Thermalsol- und 13 Sprudelbäder innerhalb 8 Wochen genommen hatte, verließ er Nauheim. Objektiv war weder am Herzen noch am ganzen Zirkulationsapparat irgendwelche Abnormität mehr nachweisbar, und subjektiv bestand völlige Euphorie.

Im darauffolgenden Winter 1886/1887 konnte H. größere Geschäftstouren unternehmen, und nur zweimal stellten sich ganz leichte stenokardische Anfälle ein. Die Selbsthemmungsgymnastik setzte Patient regelmäßig fort.

Am 28. Juli 1887 Wiederholung der Badekur in Nauheim. H. sieht blühend aus und klagt nur über zeitweilig schlechten Schlaf, sowie hier und da sich einstellende Appetitlosigkeit und öfteres Aufstoßen. Bestehe letzteres, so spüre er Herzunruhe, hier und da auch Herzklopfen. Objektiv läßt sich am Herzen nichts nachweisen. Patient bleibt 6 Wochen in Nauheim und macht schließlich große Fußpartien; leichte Anhöhen kann er steigen, während steilere Wege ihm sofort Herzklopfen verursachen. Nach 32 Bädern, worunter 15 Sprudelbäder, vollständiges Wohlbefinden.

Ich hatte Gelegenheit, diesen Patienten noch öfters in den darauffolgenden Jahren zu untersuchen und konnte keine Abnormität irgendwelcher Art mehr entdecken. Er konnte bis vor wenigen Jahren ohne jegliche Störungen seine Berufstätigkeit ausüben.

Fälle von Adams - Stokesscher Krankheit sind nach meinen Erfahrungen gar nicht so selten, wie man früher angenommen hat.

Fälle leichteren Grades kommen nach Infektionskrankheiten — und wie die Literatur zeigt, auch nach starken Digitalisdosen — zustande. Sie verschwinden bei geeigneter Behandlung oft rasch. Ganz anders verhalten sich die Fälle, welche auf arteriosklerotischer Basis entstehen. Es gelingt auch hier manchmal, das Fortschreiten des Krankheitsprozesses zu hemmen, obgleich das Mißverhältnis zwischen Vorhofs- und Ventrikelkontraktionen (Fibrillation) bestehen bleibt. Kardiographische und elektrokardiographische Untersuchungen zeigen dies deutlich.

Die durch Bad wie Gymnastik erzielte Kräftigung des Herzens und die verbesserte Zirkulation am Gesamtgefäßsystem hat bekanntlich eine Erhöhung der Nierentätigkeit zur Folge, welche sich in erster Linie durch eine vermehrte Diurese kundgibt. Dadurch vermindert sich der Albumingehalt, eventuell auch die Zahl der Harnzylinder, so daß nicht selten der Urin ganz normal wird. Es schwinden dann Ödeme, Hydrops, Aszites und Anasarka oft in kurzer Zeit. Die verbesserte Zirkulation macht sich nicht nur bei einfachen Nierenkongestionen geltend. Häufig sieht man, daß durch die Badebehandlung auch die interstitielle Nephritis — die parenchymatöse ist für diese Therapie weniger geeignet — sich wesentlich bessert. Durch Erhaltung der Kompensation und Beobachtung strenger diätetischer Maßregeln — insbesondere gehören hierher die kochsalzarme Kost, Vermeidung von Gewürzen, von großen Eiweiß- wie sehr großen Wassermengen — läßt sich bei genügender geistiger und körperlicher Ruhe der Patient viele Jahre hindurch in erträglichem Zustande erhalten. Vor einer wirklichen Durstkur ist zu warnen, da eine genügende Menge Flüssigkeit zur Durchspülung der Nieren notwendig ist, sonst entstehen leicht urämische Zustände. Häufen sich diese letzteren und tritt wiederholt Cheyne-Stokes' Phänomen ein, dann ist selbstverständlich auch die physikalische Therapie machtlos.

Selbst bei Atrophia renum sieht man, daß die Kompensation viele Jahre hindurch erhalten werden kann. Es ist geradezu erstaunlich, mit welch geringen Mengen normalen Nierengewebes die Diurese oft doch noch ausreichend bleibt, solange das Herz kräftig genug arbeitet, um die Nieren mit der notwendigen Blutmenge zu versorgen und das Blut mit genügender Kraft durch die Nieren durchzupressen.

Bei Nierenaffektionen dürfen die einzelnen Kuren nur sehr milde sein und nehmen deshalb längere Zeit in Anspruch.

Bekanntlich treten bei Emphysem auch Störungen der Herztätigkeit ein. Obgleich die durch gesteigerte Herztätigkeit verbesserte Lungenzirkulation auch eine bessere und vertiefte Atmung bewirkt, wird man doch häufig hier eine pneumatische Behandlung nutzbringend mitverwenden.

Störungen des Magen- und Darmkanals mit und ohne Leberkongestionen werden häufig im Zusammenhang mit Herzleiden angetroffen, sind sogar gar nicht selten die Ursachen der Herzstörungen. Sie erfordern neben anderem häufig eine leichte Abführkur. Eine Trinkkur mit milden salinischen Wässern erweist sich dann neben einer physikalischen Therapie recht nützlich. Vor Abführkuren mit starken Bitterwässern oder Drastika ist zu warnen.

Starke Anfüllung der Blase führt schon durch den mechanischen Druck leicht zu Beschwerden und sollte deshalb vermieden werden.

Frische Perikardialexsudate bieten, solange der fieberhafte Prozeß noch andauert, eine Kontraindikation für balneologische Behandlung. Ist jedoch das akute Stadium abgelaufen und kein Fieber mehr vorhanden, dann gelingt es noch, durch starke ClCa-haltige Bäder, welche dem Indifferenzpunkt sehr nahe liegen müssen, manchmal ein frisches Exsudat zur vollständigen Resorption zu bringen. Sind jedoch bereits Verwachsungen mit dem Herzen oder auch noch mit der Brustwandung vorhanden, so ist an eine Änderung dieses Zustandes durch unsere physikalischen Heilmittel nicht mehr zu denken; diese letzteren haben dann nur noch die Aufgabe, bestehende funktionelle Herzstörungen selbst zu bekämpfen. In hochgradigen Fällen von so entstandener Herzschwäche und andauernder Dyspnöe hat man in neuerer Zeit bekanntlich mit Erfolg chirurgische Maßnahmen ergriffen.

Bei allen Herzkranken, welche noch außerdem von anderen Leiden befallen sind, wie von Gicht, Diabetes usw. und deshalb einer speziellen Behandlung bedürfen, geht diese am besten mit der des Herzens Hand in Hand. Auf diese speziellen Behandlungen hier näher einzugehen, würde den Rahmen dieser Arbeit weit überschreiten.

Die mächtige Einwirkung, welche Bad wie Gymnastik auf Herz und Zirkulation ausüben, lehrt schon an und für sich, daß es Kontraindikationen für diese Behandlungsmethoden gibt. Hierher zu rechnen sind alle entzündlichen Erkrankungen des Herzens, solange sie noch mit Fieber verbunden sind, ferner alle weit vorgeschrittenen Degenerationszustände des Herzmuskels sowie hochgradige sklerotische Gefäßveränderungen. Hier drohen bekanntlich die Gefahren der Apoplexie und Embolie. Ferner gehören hierher die Aneurysmen des Herzens und der Aorta, da bei ihnen schon geringfügige Ursachen eine Ruptur des aneurysmatischen Sacks mit sich bringen können. Für solche Kranke eignet sich nur noch eine exspektative Behandlung in der Heimat; sie sollten anstrengende Reisen nicht mehr unternehmen. Die bestehende Gefahr kann auch nicht durch eine Sanatoriumbehandlung im Kurorte beseitigt werden. Der Umstand, daß einzelne dieser Kranken eine physikalische Therapie noch vertragen, hat zu dem Glauben geführt, daß diese einen dauernden Nutzen noch stiften könne und zwar dadurch, daß bei richtig bemessenen Temperaturen solche Bäder das Blut von den inneren Organen ableiten. In sehr vorgeschrittenen Fällen darf jedoch dieser Faktor nicht maßgebend sein, da die mächtige Wirkung der festen Bestandteile und der Kohlensäure die ohnedies schon beständig vorhandene Gefahr nur noch steigern kann.

In vielen Fällen findet sich vorgeschrittene Arteriosklerose bei Männern in vorgerücktem Alter. Ein hohes Alter an und für sich bietet jedoch keine Kontraindikation für die hier besprochene Behandlung, und ich habe im Laufe vieler Jahre Gelegenheit gehabt, bei Personen im Alter von 70 Jahren und darüber gute Erfolge zu erzielen.

Es ist selbstverständlich notwendig, daß man sich auch noch derjenigen Maßnahmen bedient, welche die Erfolge der physikalischen Therapie sichern und ergänzen. Hierher gehört in erster Linie die Regulierung der Diät. Eine Diät, welche für alle Herzleidende paßt, gibt es bekanntlich nicht. Dazu sind die chronischen Herzaffektionen und die sie begleitenden anderweitigen Erkrankungen ihrer Natur nach zu verschieden. Meist — wenn man von den erwähnten Entfettungskuren absieht—, muß die Diät eine roborierende sein, da die meisten Herzkranken eher mager

und anämisch sind. Solche Kranke bedürfen eher einer Zunahme als einer Abnahme des Körpergewichts. Jede stärkere Magenanfüllung ist jedoch selbst bei intensiver Ernährung streng zu meiden. Ein voller Magen drängt das Diaphragma gegen Lungen und Herz und bewirkt dadurch leicht Kurzatmigkeit und Herzklopfen. Zugleich wird durch die starke Anfüllung der intraabdominale Druck erhöht, und das Herz hat nun gegen einen solch erhöhten abdominalen Druck anzukämpfen, was gleichbedeutend mit einer Schwächung des Herzens wäre. Es empfiehlt sich deshalb, die Speisemengen kleiner und dafür häufiger zu nehmen und der besseren Verdauung wegen dem Patienten eine sorgfältige Zerkleinerung der Speisen anzuraten.

Auch zu große Flüssigkeitsmengen, auf einmal genommen, können schädlich wirken. Die Nahrung sei eine leicht verdauliche; selbstverständlich sind Substanzen, welche Flatulenz verursachen, zu meiden. Aus demselben Grunde ist auch auf alle stark moussierende Getränke, gashaltige Wässer, Bier und Champagner zu verzichten. Eine plötzliche Magenauftreibung kann sehr leicht schädlich einwirken. Eine gemischte Kost empfiehlt sich in der überwiegenden Mehrzahl der Fälle; sowohl von einer einseitigen Fleisch- wie auch einseitigen vegetabilischen Diät sieht man meist mehr Schaden als Nutzen. Starke Gewürze, und dazu sind auch größere Salzmengen zu rechnen, reizen bekanntlich außer den Schleimhäuten ganz besonders die Nieren und sind deshalb streng zu meiden. Falls Stimulantien nötig sind, empfiehlt sich der Gebrauch einer kleinen Menge leichten, aber alten Weins. Von jungen Weinen, die noch gärungsfähige Substanzen enthalten, ist abzuraten; man verwendet dann besser einen Eßlöffel voll alten Kognaks. Die Temperatur alles zu Genießenden bewege sich in mittleren Grenzen; heiß genommene Speisen und Getränke regen die Herztätigkeit auf, zu kalte Speisen und Getränke — und hier ist besonders Eis zu erwähnen — verursachen nicht nur leicht gastrische Störungen, sondern häufig auch Leberkongestionen.

In jüngster Zeit hat man für die diätetische Behandlung von Herzkranken Unterernährung empfohlen und dies damit begründet, daß durch sie das Herz geschont werde. Die geringe Schonung, die dadurch zu erreichen wäre, kann nicht in Betracht kommen gegenüber den Gefahren der Herzschwäche, die sich bei unzulänglicher Ernährung leicht einstellen.

In der ärztlichen Welt herrscht heute wohl kaum mehr ein Zweifel darüber, daß der Tabak einen ungünstigen Einfluß auf die gesamte Zirkulation ausübt. Das Tabakrauchen, wie auch das Tabakkauen und -Schnupfen ist aus bereits erwähnten Gründen entweder ganz zu versagen oder sehr einzuschränken.

Die Kleidung hat der Kranke stets so zu wählen, daß sie der jeweiligen Außentemperatur angepaßt ist. Den Patienten ist zu raten, bei starkem Temperaturwechsel unter Umständen sich mehrmals täglich umzukleiden. Bei unzweckmäßiger Bekleidung entstehen oft und leicht Katarrhe aller Art, insbesondere Bronchitis mit all ihren Gefahren für die Herzleidenden. Ein eng anliegendes Korsett verhindert durch Kompression sowohl die arterielle wie venöse Zirkulation im Abdomen und drängt außerdem das Diaphragma gegen Lungen und Herz. Es entsteht leicht Kurzatmigkeit; das nach oben und außen gedrängte Herz hat viel schwerer zu arbeiten und wird dadurch leicht geschädigt. Wo eine Abhärtungskur nicht angezeigt ist, empfiehlt es sich, die Haut des Rumpfes wie der Extremitäten mit einer gleichmäßigen Hülle zu umgeben. Ob diese aus Seide, Wolle oder Baumwolle angefertigt wird, ist weniger wichtig, als daß das Gewebe die Eigenschaften besitzt, den auf der Haut gebildeten Schweiß aufzusaugen und ohne großen Wärmeverlust des Körpers nach außen langsam abzugeben.

Herzkranke vertragen extreme Temperaturen sehr schlecht. Große Hitze, wenn sie etwas längere Zeit anhält, hat oft einen so schwächenden Einfluß auf das Herz, daß durch sie nicht selten Kollapszustände hervorgerufen werden können. Das Atmen gegen starken Wind ruft Kurzatmigkeit und dadurch Herzschwäche hervor. Langdauernde Bewegung bei sehr großer Kälte oder in kaltem Nebel eignet sich nicht für Herzleidende, denn selbst bei vorsichtigem Kleiden wird die warme Luft zwischen Kleidung und Haut ausgetrieben, die Haut wird zu kühl, und das Blut staut sich in den inneren Organen an. Herzleidende haben bekanntlich ein großes Sauerstoffbedürfnis, und deshalb sorge man stets für frische Luft in den Aufenthaltsräumen. Heiße und mit Menschen angefüllte Zimmer vertragen solche Kranke nicht; auch ist bekannt, daß die dünne, sauerstoffärmere Atmosphäre hochgelegener Gebirgsorte Beschwerden mancherlei Art hervorruft. Eine Höhe über 1000—1200 m wird — abgesehen von

Kranken mit Morbus Basedowii — meist sehr schlecht vertragen. Daß Herzkranke gezwungen sind, manchmal plötzlich größere Höhen zu verlassen und geringere Höhen aufzusuchen, wurde bereits besprochen. Den Vorzug verdienen Orte mittlerer Höhe, an welchen die Patienten längere Zeit auf gutgepflegten, schattigen Wegen in Wäldern spazieren gehen können. Während des Winters sind diejenigen klimatischen Kurorte vorzuziehen, in welchen der Temperaturwechsel nicht zu groß ist, und möglichst viel Sonnenschein den Aufenthalt im Freien erlaubt. In Europa sind dies vorzugsweise die Gegenden des mittelländischen Meeres, also Südfrankreich, Riviera, die dalmatinische Küste, die Südküste von England mit der Isle of Wight, ferner einige Küstenorte von Spanien und Portugal. In Afrika sind es besonders Algier und Ägypten. In den Vereinigten Staaten kommen hauptsächlich in Betracht Süd-Kalifornien, Nord- und Süd-Karolina und einige Orte in Florida und Texas.

Die Hypnose, sei es in ihrer Verbindung mit der Suggestion oder der Autosuggestion, hat den gehegten Erwartungen nicht entsprochen. Dagegen kann die psychische Beeinflussung der Patienten seitens des Arztes dann von sehr hohem Wert sein, wenn es ihm gelingt, die Beruhigung des ganzen Nervensystems und dadurch die Verscheuchung der Angstzustände herbeizuführen. Mit Rücksicht auf diese Angstzustände, die Herzleiden leicht hervorrufen, ist besondere Vorsicht geboten in bezug auf das, was dem Patienten selbst über sein Leiden mitgeteilt wird. Soweit es möglich ist, beschränke man sich auf solche Angaben, welche für seine Lebensführung notwendig sind. Herzleidenden jedoch, welche zu genußsüchtiger oder zu leichtsinniger Lebensweise neigen, muß man oft die volle Wahrheit sagen, um sie vor Schaden zu bewahren.

Sehr wichtig ist die Entscheidung der Frage — und sie wird dem Arzt häufig genug vorgelegt — ob Herzkranke heiraten dürfen, und eng verknüpft mit dieser ist die Frage der Vererbung von Herzleiden. Eine direkte Vererbung von Klappenaffektionen findet nicht statt, dagegen sieht man nicht selten, daß die Disposition zu Polyarthritis acuta rheumatica, welche ja so häufig zu Klappenfehlern führt, ganze Generationen einer Familie befällt, so daß der Gedanke einer Erblichkeit hier nicht von der Hand gewiesen werden kann. Ähnlich verhält es sich mit der

Disposition zu Fettherz, zu arthritischen und diabetischen Herzaffektionen und vor allem zu neurasthenischen und anderen nervösen Herzleiden. Auch frühzeitig auftretende Arteriosklerose gehört hierher.

Es gab eine Zeit, da ging die ärztliche Meinung dahin, dem größten Teil der Herzkranken das Eingehen einer Ehe zu widerraten. Das galt besonders für alle mit organischen Herzfehlern behaftete Kranke. In der allerletzten Zeit scheint diese Meinung etwas umgeschlagen zu sein, und man hat selbst bei ernsten organischen Herzaffektionen den ärztlichen Konsens zur Ehe vielleicht etwas zu leicht gegeben, wie dies z. B. aus der Arbeit von Lenhartz zu ersehen ist. Es ist selbstverständlich, daß während des Bestehens von Kompensationsstörungen das Eingehen einer Ehe zu widerraten ist. Bestehen seit längerer Zeit keine Störungen mehr, so wird man einem Mann eher zum Heiraten raten können; die regelmäßige Lebensweise in der Familie, die Freude an seinen Angehörigen usw. werden beruhigend aufs Herz wie auf den Allgemeinzustand einwirken. Beim weiblichen Geschlecht bringen jedoch Gravidität und Geburten so große Gefahren mit sich, daß manche Herzkranke — am häufigsten sind es nach meiner Erfahrung Kranke mit vorgeschrittener Mitralstenose — denselben zum Opfer fallen. Aber auch in solchen Fällen muß der Arzt mit einem entschiedenen Abraten sehr vorsichtig sein, denn er wird des öfteren Verhältnisse vorfinden, welche den in Frage kommenden Patienten und deren Umgebung zwingender erscheinen als alle gegebenen Ratschläge. Nach meinen Erfahrungen sind wir manchen drohenden und bereits bestehenden Gefahren schon heute gewachsen; auch Bedenken dieser Art werden in dem Maße geringer werden, in dem die Sicherheit in der Verhütung und in der Behandlung der Herzleiden zunimmt.

Druck der Spamerschen Buchdruckerei in Leipzig

Tafel I.

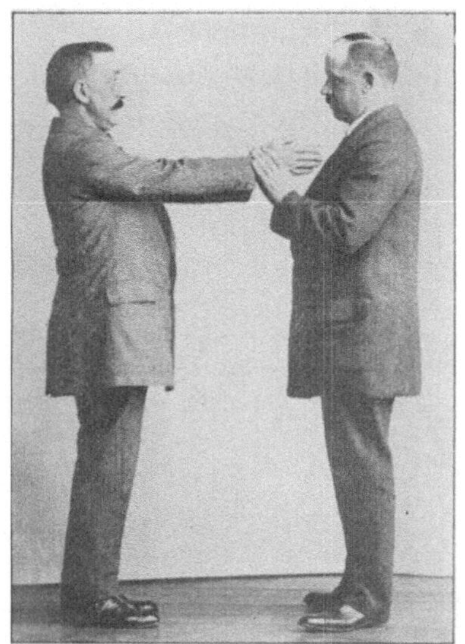

Fig. 1. Arme horizontal auseinander.

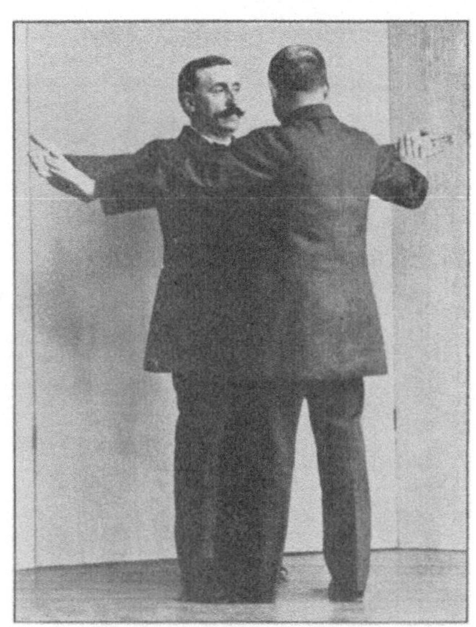

Fig. 2. Arme horizontal zusammen.

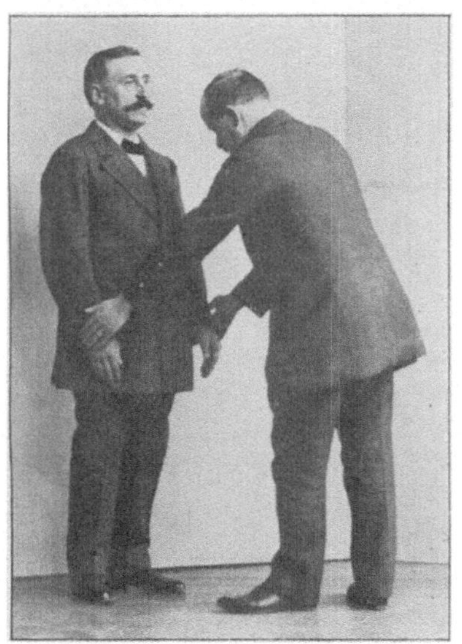

Fig. 3. Arme frontal seitwärts aufwärts.

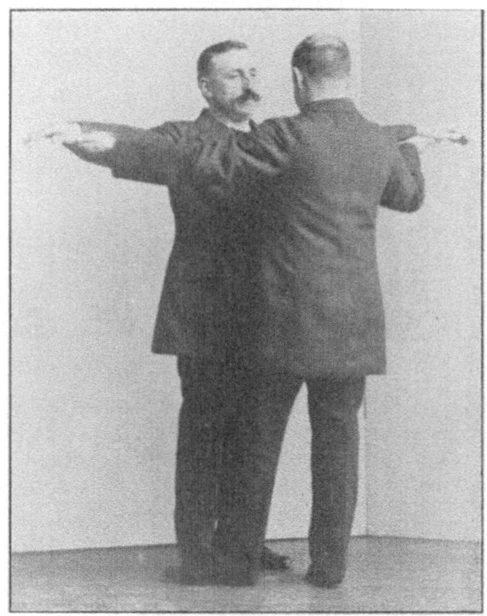

Fig. 4. Arme frontal seitwärts abwärts.

Tafel II.

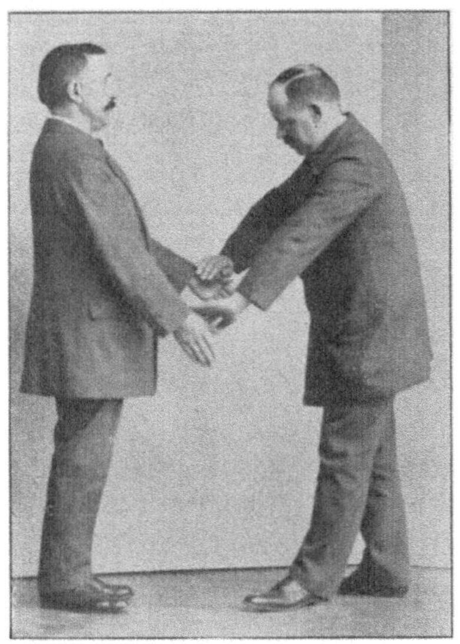

Fig. 5. Arme sagittal nach vorn aufwärts.

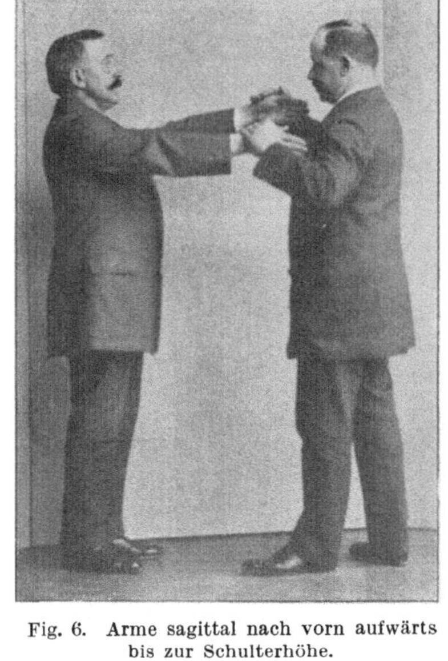

Fig. 6. Arme sagittal nach vorn aufwärts bis zur Schulterhöhe.

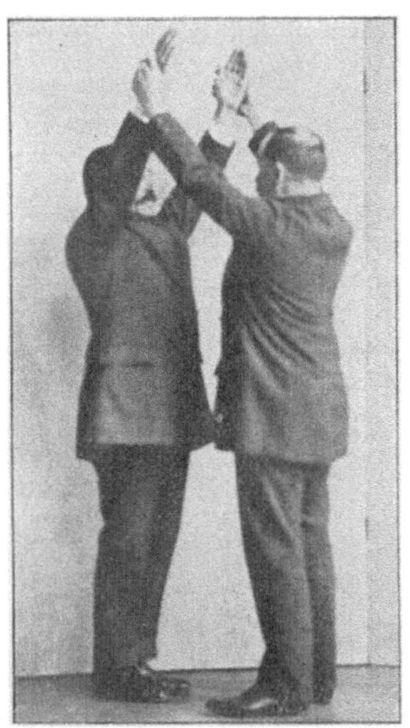

Fig. 7. Arme sagittal nach vorn aufwärts bis neben die Schläfen.

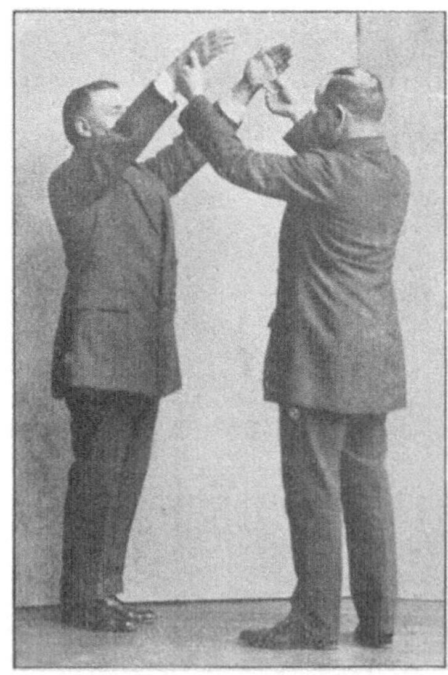

Fig. 8. Arme sagittal nach vorn abwärts.

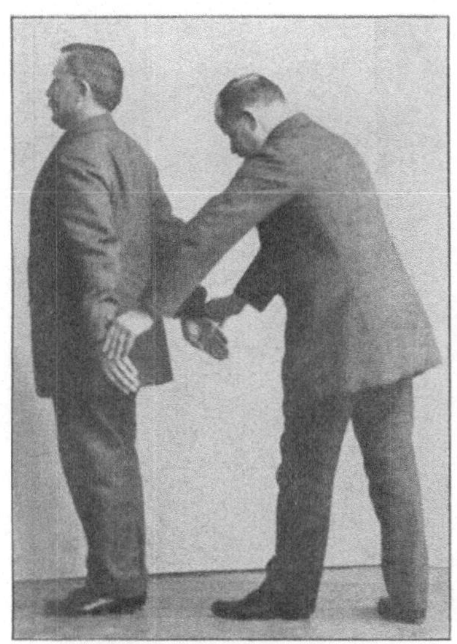

Fig. 9. Arme nach rückwärts.

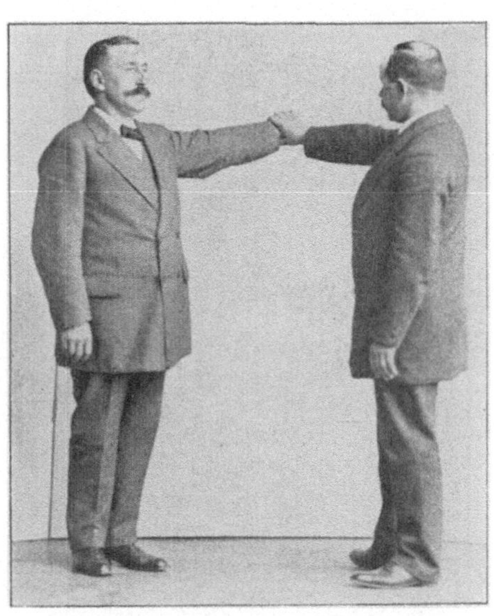

Fig. 10. Rotation des Armes in der Längsachse.

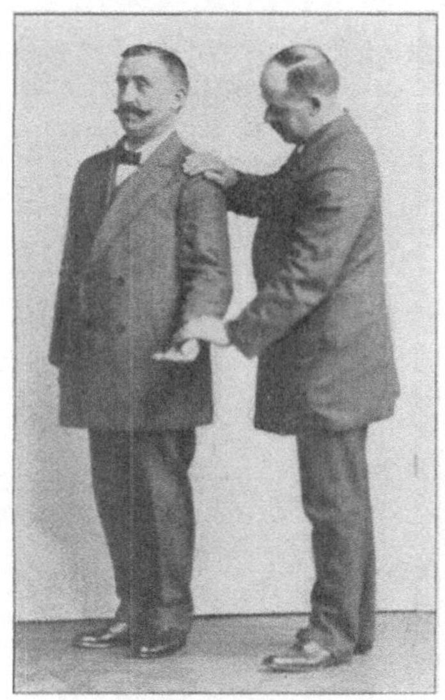

Fig. 11. Beugung des Armes im Ellbogengelenk.

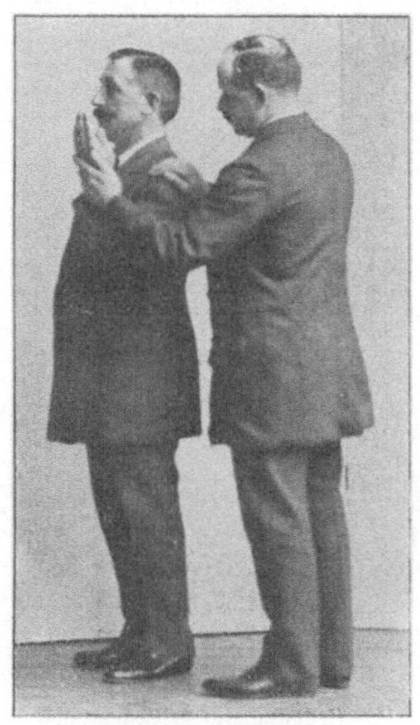

Fig. 12. Streckung des Armes im Ellbogengelenk.

Tafel IV.

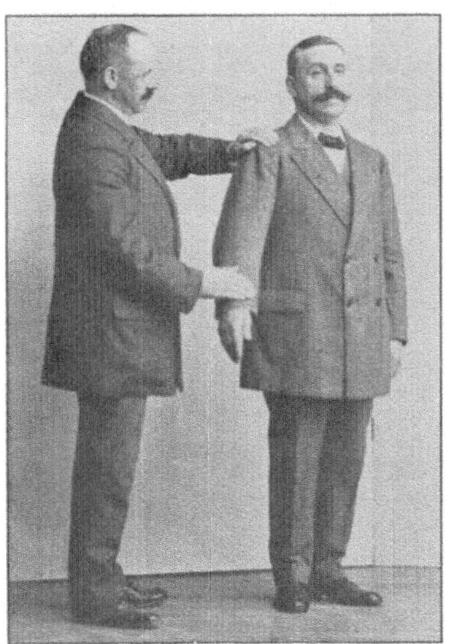

Fig. 13. Armkreisen nach oben.

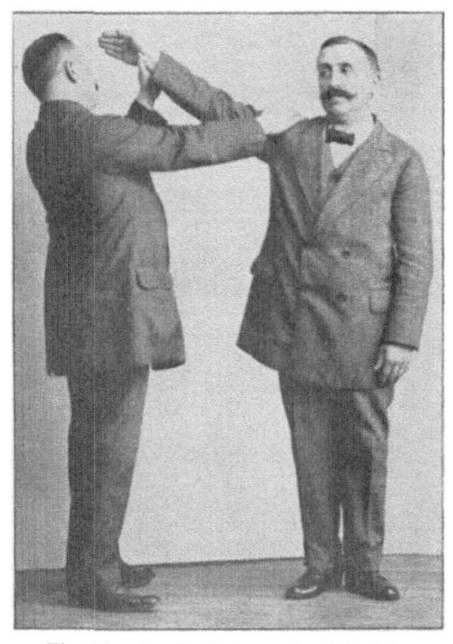

Fig. 14. Armkreisen nach rückwärts.

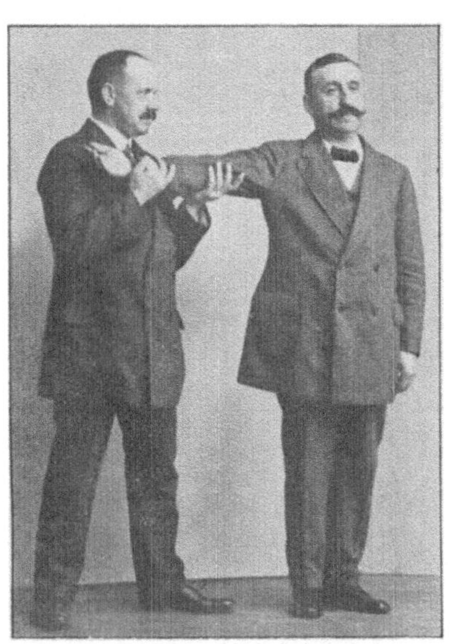

Fig. 15. Beugung des seitwärts ausgestreckten Arms im Ellbogengelenk nach oben.

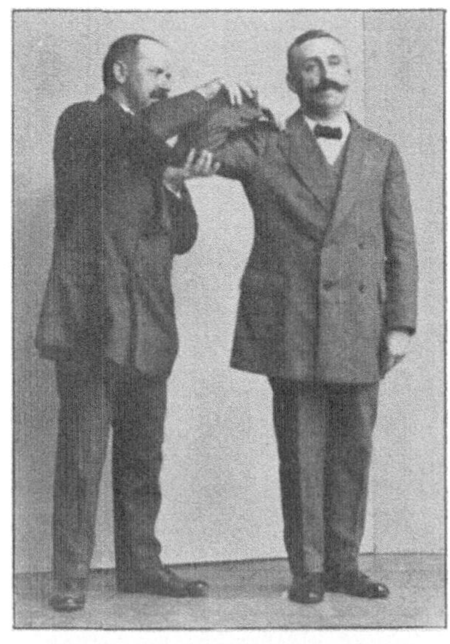

Fig. 16. Ausstrecken des Arms nach seitwärts.

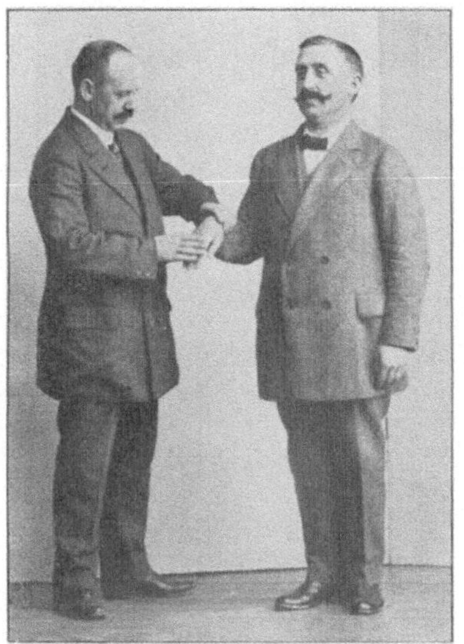

Fig. 17. Handbewegung aufwärts.

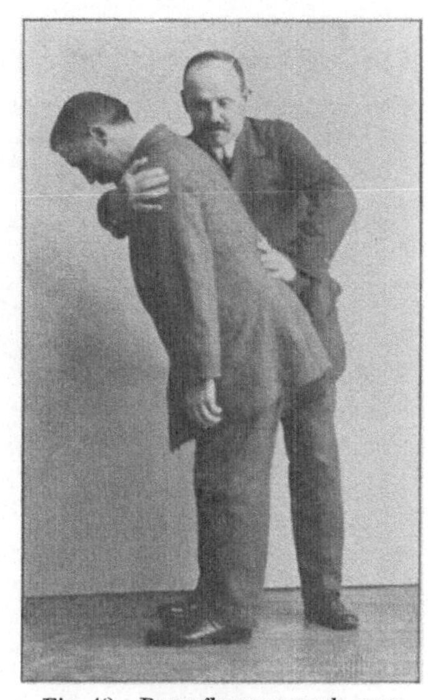

Fig. 18. Rumpfbeugen nach vorn.

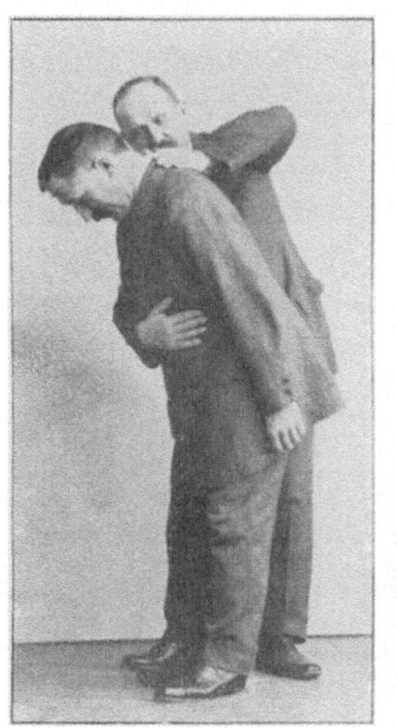

Fig. 19. Rumpfstrecken.

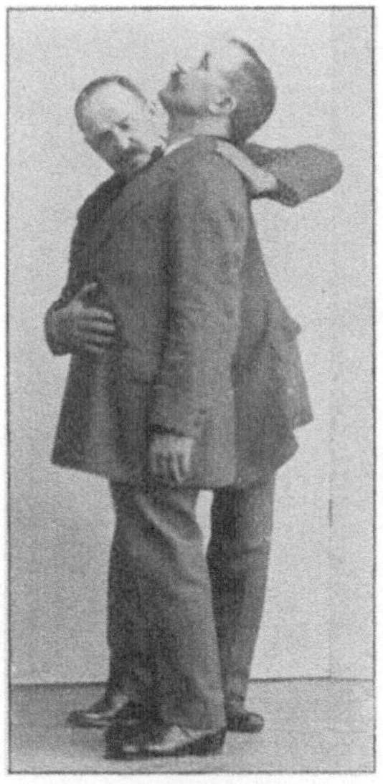

Fig. 20.
Rumpfbeugen nach rückwärts.

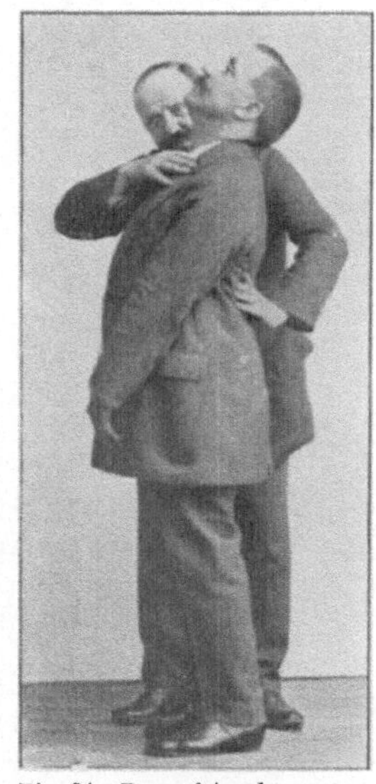

Fig. 21. Rumpfstrecken aus der rückwärtigen Beugung.

Tafel VI.

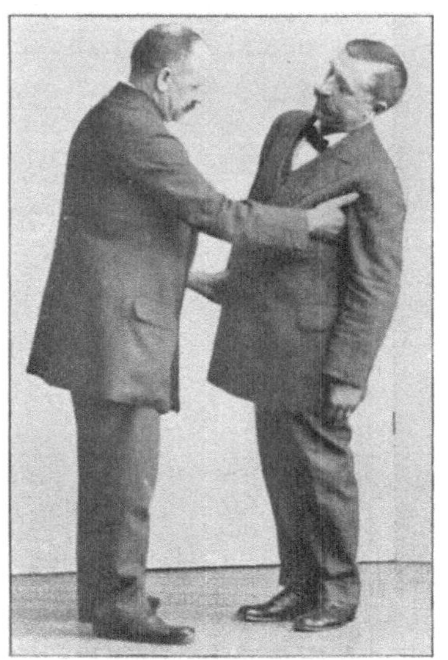

Fig. 22. Rumpfbeugen seitwärts.

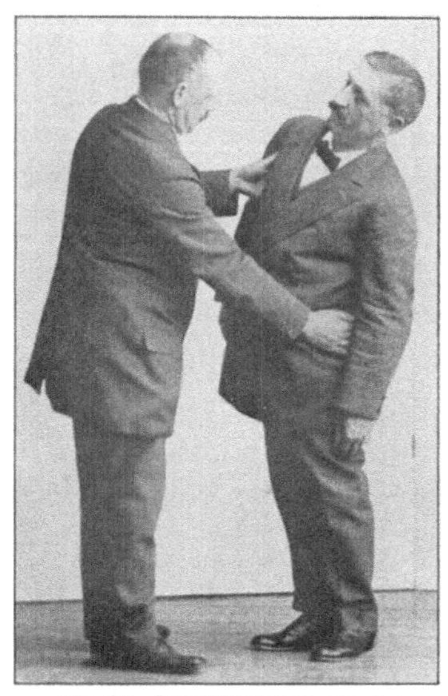

Fig. 23. Rumpfstrecken aus der seitlichen Beugung.

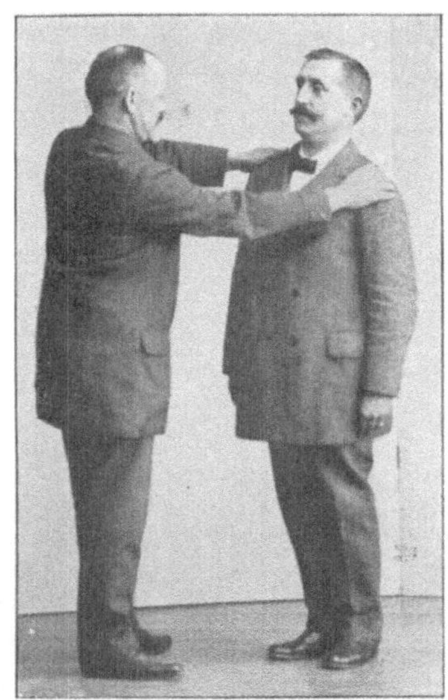

Fig. 24. Rumpfdrehung.

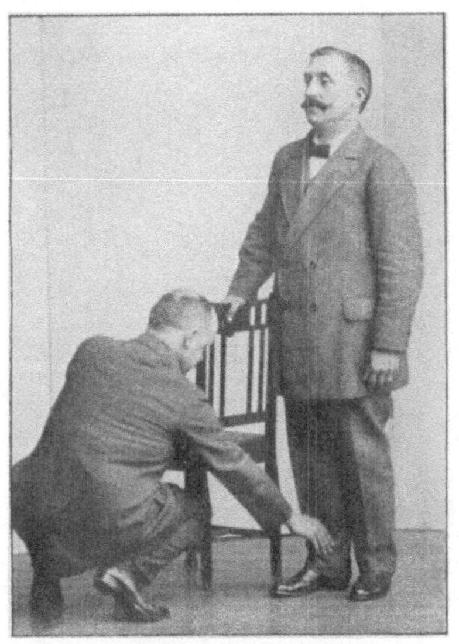

Fig. 25. Heben des Beins nach vorn.

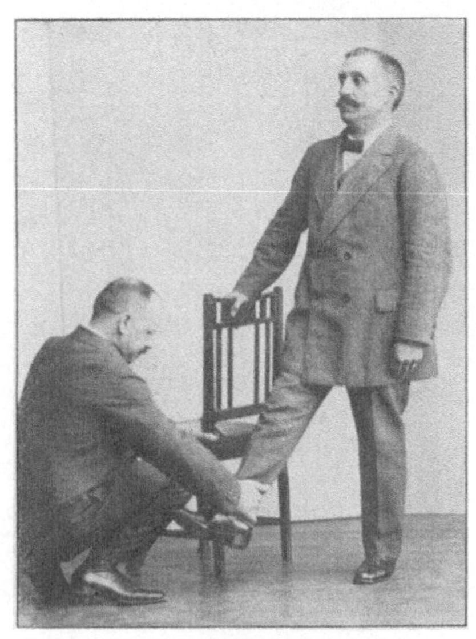

Fig. 26.
Senken des nach vorn gehobenen Beins.

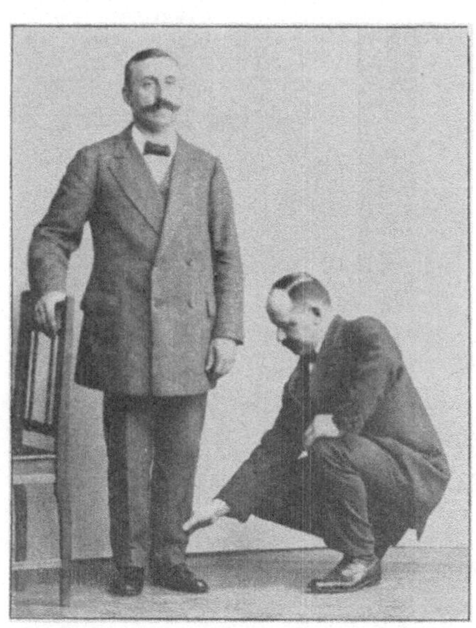

Fig. 27. Heben des Beins nach der Seite.

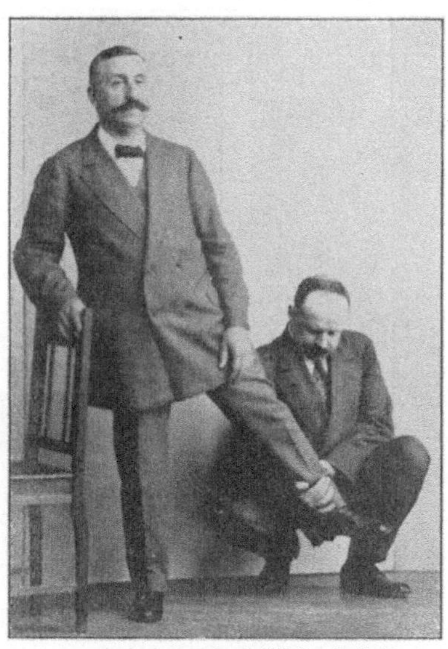

Fig. 28. Bein seitlich abwärts.

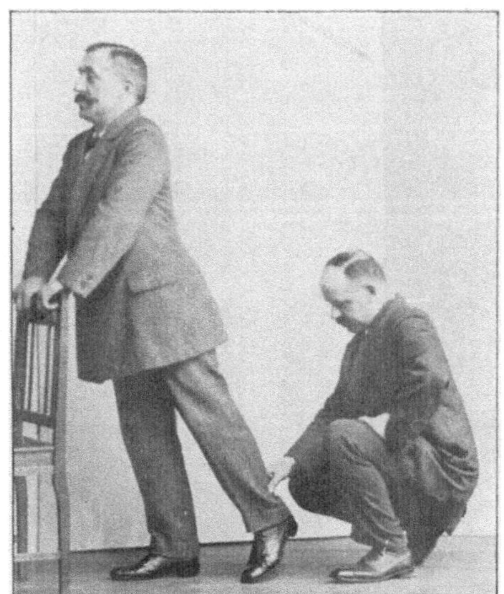

Fig. 29. Heben des Beins nach hinten.

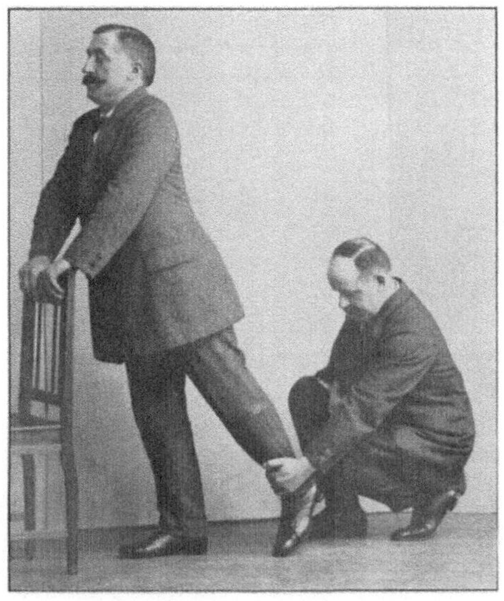

Fig. 30. Bein von rückwärts abwärts.

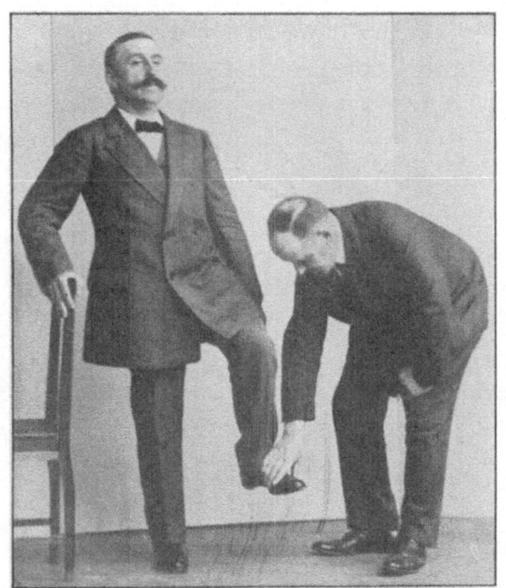

Fig. 31. Heben des Beins mit gebeugtem Knie.

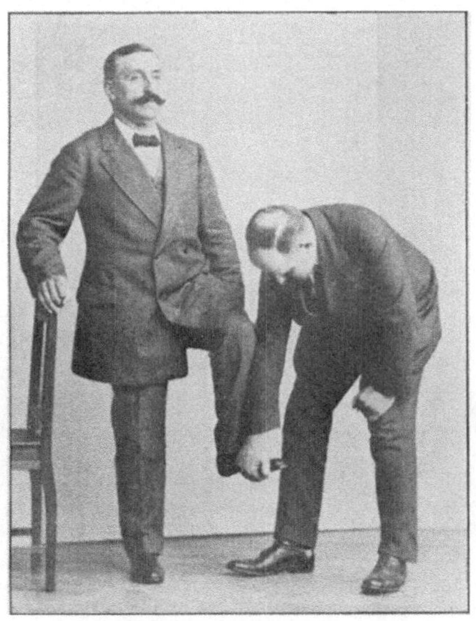

Fig. 32. Bein in Kniebeuge abwärts.

Tafel X.

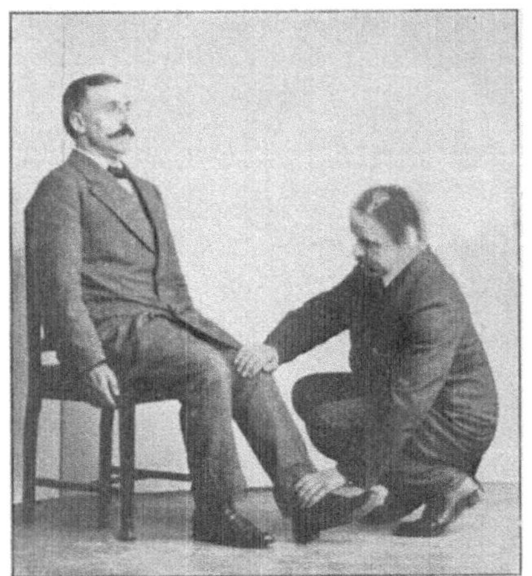

Fig. 33. Heben des Unterschenkels.

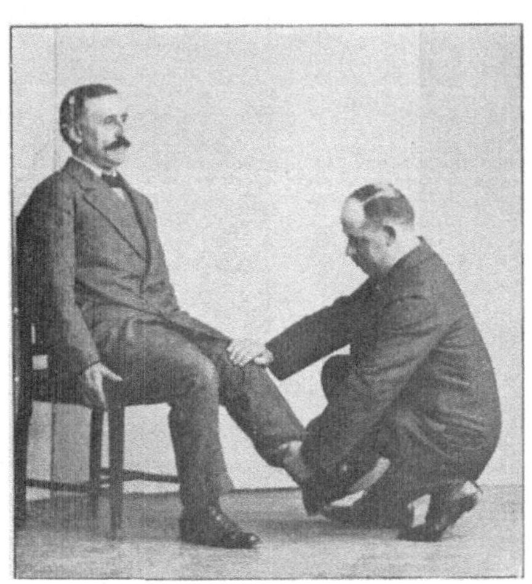

Fig. 34. Senken des Unterschenkels.

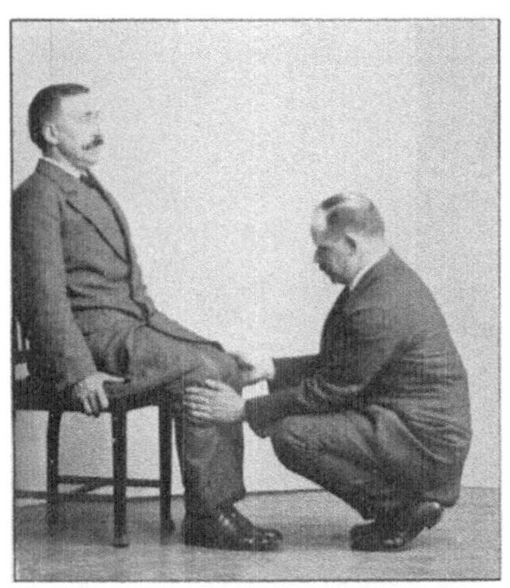

Fig. 35. Abduktion im Kniegelenk.

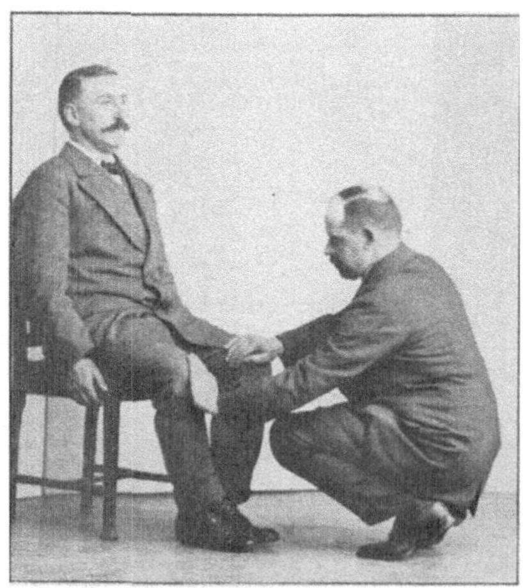

Fig. 36. Adduktion im Kniegelenk.

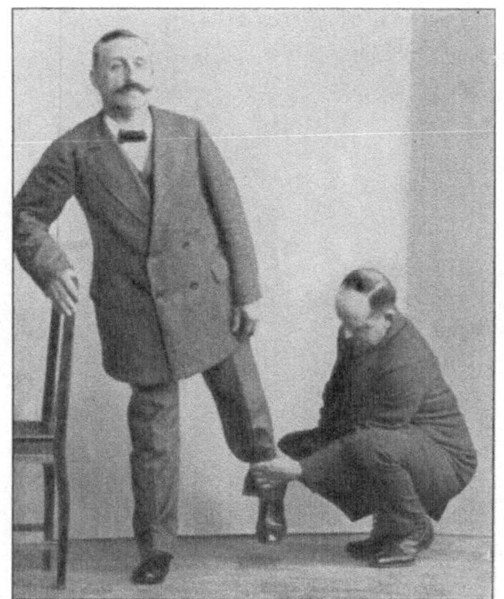

Fig. 37. Rotation des Beins.

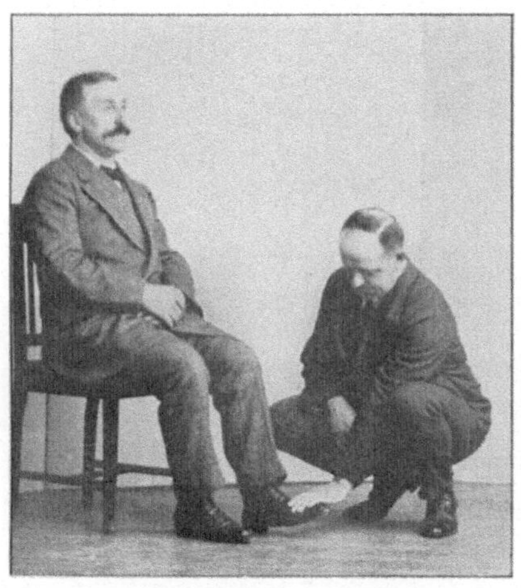

Fig. 38. Heben des Fußes.